常见疾病的中西诊疗与合理用药

主　编　林　潇　王文东　张园园　王智铭　闫珊珊　李思侠

上海科学技术文献出版社

图书在版编目（CIP）数据

常见疾病的中西诊疗与合理用药 / 林潇等主编 . 上海 ：上海科学技术文献出版社， 2024. -- ISBN 978-7-5439-9185-9

Ⅰ . R4

中国国家版本馆 CIP 数据核字第 2024Y1E705 号

责任编辑：王　珺

常见疾病的中西诊疗与合理用药
CHANGJIAN JIBING DE ZHONGXI ZHENLIAO YU HELI YONGYAO
林　潇　王文东　张园园　王智铭　闫珊珊　李思侠　主　编
出版发行：上海科学技术文献出版社
地　　址：上海市长乐路746号
邮政编码：200040
经　　销：全国新华书店
印　　刷：北京兰星球彩色印刷有限公司
开　　本：787*1092　1/16
印　　张：16
字　　数：22万字
版　　次：2024年7月第1版　2024年7月第1次印刷
书　　号：ISBN 978-7-5439-9185-9
定　　价：148.00元
http：//www.sstlp.com

《常见疾病的中西诊疗与合理用药》

编委会

主　编

林　潇　枣庄市立医院

王文东　枣庄市立医院

张园园　山东国欣颐养集团枣庄中心医院

王智铭　枣庄市峄城区古邵镇中心卫生院

闫珊珊　枣庄市立医院

李思侠　枣庄市立医院

副主编

薄　蔷　淄博市张店区中医院

周文杰　枣庄市妇幼保健院

刘建玲　枣庄市立医院

何柱裕　枣庄市立医院

李　娟　枣庄市立医院

李　祥　枣庄市立医院

前 言

当今医学领域，随着科技的飞速发展和医疗技术的不断进步，临床疾病的诊疗与合理用药日益成为医学研究的热点和难点。面对复杂多变的疾病谱，如何准确诊断、合理治疗，确保患者安全有效地使用药物，是每一位临床医生和药师必须面对的挑战。

本书正是基于这一背景，旨在为广大医务工作者提供一本全面、系统、实用的临床疾病诊疗与合理用药指南。在编写过程中，我们参考了国内外相关专业的多种权威诊疗规范、指南，力求确保内容的科学性和准确性。同时，我们也充分结合了当前临床诊疗的现状和资深临床药师的经验，使得本书更加贴近实际，更具可操作性。

全书对临床各种常见疾病的中西医诊疗与合理用药进行了详地的阐述。在诊疗方面，我们不仅介绍了疾病的标准化诊疗流程，还融入了中医的辨证施治思想，为读者提供了多元化的诊疗思路。在合理用药方面，我们强调了药物的合理性使用，帮助读者在临床实践中更加科学、合理、安全地使用药物。

本书的特点在于资料新颖、条理清晰、内容丰富、深入浅出。我们力求用通俗易懂的语言阐述复杂的医学知识，使得读者能够轻松掌握疾病的诊疗要点和合理用药原则。同时，我们也注重实用性和指导性，希望本书能够成为广大医务工作者在临床工作中的得力助手。

我们相信，本书的出版将为广大医务工作者提供一份宝贵的参考资料，有助于提升临床诊疗水平和合理用药能力。我们也期待本书能够为推动医学事业的发展贡献一份力量。

目　录

第一章　心内科常见疾病的中西医诊疗与合理用药

第一节　心力衰竭

【概述】

心力衰竭又称心肌衰竭，是指心脏当时不能搏出同静脉回流及身体组织代谢所需相应的血液供应。往往由各种疾病引起心肌收缩能力减弱，从而使心脏的血液输出量减少，不足以满足机体的需要，并由此产生一系列症状和体征。根据临床症状可分为左心、右心和全心衰竭。左心衰竭最常见，亦最重要。绝大多数的充血性心力衰竭均以左心衰竭开始。右心衰竭多继发于左室衰竭，较少单独出现，后者可见于肺动脉瓣狭窄、房间隔缺损等。

心力衰竭与中医的“心悸”“怔忡”“喘证”“水肿”等病症相关。我国现行颁布的国家标准《中医临床诊疗术语》将心力衰竭定名为“心衰”。

【诊断与鉴别诊断】

（一）诊断要点

1. 心力衰竭的诊断标准

（1）主要标准

1）夜间阵发性呼吸困难或端坐呼吸。

2）劳累性呼吸困难和咳嗽。

3）颈静脉扩张。

4）肺部湿啰音。

5）心脏扩大。

6）急性肺水肿。

7）第三心音奔马律。

8）静脉压升高>16cmH_2O。

9）胸腔积液。

（2）次要标准

1）踝部水肿。

2）夜间咳嗽。

3）肝大。

4）胸膜渗液。

5）肺活量比最大值降低 1 / 3。

6）心动过速（HR>120 次 / min）。

确诊必须有心脏病的基础，同时具有 2 项主要标准，或者 1 项主要标准和 2 项次要标准。

2. 心功能分级

目前通用美国纽约心脏病学会（NYHA）1928 年提出的一项分级方案，主要根据患者自觉的活动能力划分为四级：

Ⅰ级：患者患有心脏病，但活动量不受限制，平时一般活动不引起疲乏、心悸、呼吸困难或心绞痛。

Ⅱ级：心脏病患者体力活动受到轻微限制，休息时无自觉症状，但平时一般活动下可出现疲乏、心悸、呼吸困难或心绞痛。

Ⅲ级：心脏病患者体力活动明显受限，小于平时一般活动即引起上述的症状。

Ⅳ级：心脏病患者不能从事任何体力活动，休息状态下也出现心力衰竭的症状，体力活动后加重。

1994 年美国心脏病学会对 NYHA 的心功能分级方案再次进行修改，采用并引用两种分级方案。第一种即上述的四种方案，第二种是客观的评估，即根据客观的检查手段加心电图、负荷试验、X 线、超声心动图学来评估心脏病变的严重程度，分为 A、B、C、D 四级。

A 级：无心血管病症的客观证据；

B 级：客观检查可有轻度心血管疾病；

C 级：有中度心血管疾病的客观依据；

D 级：有严重的心血管疾病的表现。

（二）鉴别诊断

1.注意心力衰竭的原因和有无肺或（和）体循环淤血的症状体征，并按心脏血管病一般常规进行检查。

2.入院后2天内应完成静脉压、血沉、肝肾功能检查。长期进低盐饮食或服利尿剂者，应定时查血钾、钠、氯、镁。

3.拟根据临床表现及检查，区分左心、右心或全心衰竭，并判定心衰级别

【治疗】

一、西医治疗

（一） 急性左心衰竭的处理

1、坐位，双腿下垂。

2、吸氧。

氧气宜通过50%乙醇，或用1%二甲硅油气雾剂，以利去除肺内泡沫，并可用面罩或气管插管加压给氧。

3、吗啡10mg皮下注射或哌替啶50～100mg肌注（使呼吸变得深而长），必要时亦可静注。有昏迷、休克、严重肺部感染、呼吸抑制者禁用，老年患者慎用，可先予半量观察后调整。

4、强心剂：目前多用毛花苷C（毛花苷C）0.2～0.4mg加入5%葡萄糖液20ml静脉缓注（心脏极其脆弱者禁用）。

5、快速利尿：静脉推注呋塞米（呋塞米）20～40mg，以期迅速减少有效循环血量，减轻心脏前负荷和肺淤血及水肿。

6、血管扩张剂：经上述处理心衰仍未能得到控制时，可采用酚妥拉明或硝普钠等血管扩张药治疗。用药前后必须严密观察血压、心率及临床症状改善情况。硝酸甘油或硝酸异山梨酯（异山梨酯）舌下含化于病情早期应用亦有效。

7、氨茶碱0.25g加入10%葡萄糖液20ml中缓慢静注。

8、地塞米松5～10mg静注，可增强心肌收缩、扩张周围血管、解除支气管痉挛、利尿，并有降低肺毛细血管通透性的作用。

9、肺水肿出现严重发绀者，或微循环明显障碍者，可酌情选用阿托品、东莨菪碱、山莨菪碱（654-2）等静脉灌注，以改善微循环灌注。

10、治疗病因，除去诱因，以防复发。

充血性心力衰竭的处理

1、按心脏病护理常规。低盐，易消化、高维生素饮食，休息、吸氧，避免情绪激动，保持大便通畅。

2、治疗病因，除去诱因。

3、洋地黄制剂：

给药方法一般分两阶段，即先在短期内服负荷量，而后给维持量保持疗效。根据病情及洋地黄在体内蓄积情况，负荷量有两种给药法。①速给法：凡病情危急，从未用过洋地黄制剂或停药已2周以上者，首次可用洋地黄的1/2负荷量，即毛花苷C 0.4mg，加10%葡萄糖液20ml静脉缓注，2～4h后可再注射0.2～0.4mg，以后改口服地高辛维持。或用毒毛花苷K0.125～0.25mg，以葡萄糖液稀释后静注，必要时1～2h后重复1次（总剂量0.5mg），以后改口服地高辛维持。或立即口服地高辛0.5mg，而后0.25mg/6～8h，共2～3次，后续用维持量。②缓给法：适用于一般心力衰竭患者。可用地高辛0.25mg/6～8h口服，或3/d；或用洋地黄毒苷0.1mg，3/d，一般用药2d后改为维持量。在易中毒或病情不很急的患者，可采用地高辛0.25mg/d，2～6d后亦能达到负荷量。地高辛维持量一般为0.125～0.25mg/d，老年患者、肾功能衰竭患者要减量。

用药过程中，应密切观察病情，注意心律、心率（宜在70～80/min）、细脉、尿量，有无毒性反应（如呕吐、黄疸、频发期前收缩、二联律及心动过缓等）。在心肌炎、心肌缺氧（如心肌极度肥厚、冠状动脉狭窄、肺源性心脏病及甲状腺功能减退等）及电解质紊乱时易产生毒性反应，剂量宜酌情减少。对疑有毒性反应者，可测定血清地高辛浓度。如有毒性反应发生，除立即停用洋地黄类制剂及利尿剂外，要纠正电解质紊乱（尤应注意纠正低钾和低镁血症），对前期收缩及快速心律失常可用氯化钾（肾功能不全、高钾血症及高度房室传导阻滞者忌用）静滴，或用苯妥英钠100～200mg以生理盐水稀释后静注；或用利多卡因50mg稀释后缓慢静注，继而以1～4mg/min静滴维持。若上述药物无效可试用硫酸镁2g稀释后静脉缓注，继而用2%硫酸镁500ml，6～12h内静滴。如中毒表现为心动过缓，心室率<50/min时，可用阿托品；高度或完全性房室传导阻滞者，可安装临时人工心脏起搏器。重度地高辛中毒者，有条件时可用地高辛抗体对抗治疗。

4、利尿剂：可选用氢氯噻嗪、呋塞米、丁脲胺、依他尼酸钠、氨苯喋啶、螺内酯（安替舒通）等交替使用。用时注意毒性反应及副作用（如低钠血症、低氯血症、低钾血症等）。

5、血管扩张剂：常用硝酸异山梨酯（异山梨酯）5mg，3/d；或硝酸甘油0.3～0.6mg，3/d；肼屈嗪（肼苯达嗪）10～50mg，3/d。静脉常用酚妥拉明10～20mg+5%葡萄糖液500ml静滴，或硝普钠25mg+5%葡萄糖液500ml静滴，1/d。用药过程中注意血压变化。

6、转换酶抑制剂：常用卡托普利6.25～25mg，3/d；或依拉普利5～10mg，1/d。

7、心衰伴心率增快或快速性心律失常者，选用阿替洛尔（阿替洛尔）可降低心率，有助于改善心功能。用法为12.5～25mg，3/d。

（二）顽固性心力衰竭的治疗

1、进一步周密观察和检查，寻找各种影响疗效的因素，给予正确处理。

①去除病因，如贫血、甲亢、风湿活动、高血压等，均须积极治疗。②必须控制各种感染，如呼吸道感染；并须寻找隐匿性感染灶，如泌尿系感染等；瓣膜病者尚应注意有无感染性心内膜炎存在。③洋地黄应用欠妥（用量不足或过量）者，应予调整。④有电解质紊乱者，应予纠正。⑤治疗并发症：如有心律、心率失常者应予抗心律、心律失常治疗。

2、肾上腺皮质激素治疗：经一般治疗病情仍危重者，可用泼尼松10～20mg/d，分次服用，出现疗效后逐渐减量，达到治疗目的后停药，一般用药1～2个月。

3、肾上腺素能正性肌力药短期静脉内滴注有助控制心衰症状。如用多巴酚丁胺20～60mg+10%葡萄糖液500ml，以7.5~10μg/min静脉滴注，或用多巴胺20～40mg+10%葡萄糖液500ml，以2.5~5μg/min的速度静滴。

4、血管扩张药和转换酶抑制剂也可选用。

二、中医治疗

本证属本虚标实之证，心气（阴阳）虚损失调为本，瘀血、痰饮内停为标，为虚实夹杂之重症，临床治疗应标本兼顾，辨清虚实缓急；补虚、化痰、活血、利水为其治疗总则，运用时应根据虚实的侧重不同灵活运用。

1. 心阳气虚证

【主症】

心悸，气短，胸闷，神疲乏力，头晕，舌淡苔薄白，脉沉细无力。

【治法】

补阳益气。

【方药】

保元汤加白术、茯苓、远志等。

2. 心肾阳虚证

【主症】

心悸，面色㿠白，肢冷，口唇青紫，或见腰膝酸软，舌质嫩，苔薄白，脉弱而数。

【治法】

温补心肾。

【方药】

参附汤合金匮肾气丸加减。

3. 阳虚水泛证

【主症】

心悸气喘，胸闷不适，小便短少，下肢水肿，舌淡胖，苔白滑，脉沉弦。

【治法】

温阳利水。

【方药】

真武汤合苓桂术甘汤加减。

4. 心气阴两虚证

【主症】

心悸，气短，下肢水肿，心烦失眠，舌质偏红或紫黯少津，脉细数或促。

【治法】

益气滋阴。

【方药】

炙甘草汤加减。

5. 阴阳两虚证

【主症】

胸闷心悸，难以平卧，下肢水肿，畏寒肢冷，心烦热，喜冷饮，舌质红，少苔，脉细数。

【治法】

温阳滋阴。

【方药】

济生肾气丸合生脉散加减。

6. 气虚血瘀证

【主症】

心悸气短，胸闷胸痛，神疲乏力，食少腹胀，下肢微肿，舌质淡紫，脉弱而结。

【治法】

补气行瘀。

【方药】

补阳还五汤加减。

第二节　原发性高血压

【概述】

在绝大多数患者中，高血压的病因不明，称之为原发性高血压，占总高血压的95%以上；在不足5%患者中，血压升高是某些疾病的一种临床表现，本身有明确而独立的病因，称为继发性高血压。原发性高血压，又称高血压病，患者除了可引起高血压本身有关的症状以外，长期高血压还可成为多种心脑血管疾病的重要危险因素，并影响重要脏器如心、脑、肾的功能，最终可导致这些器官的功能衰竭。

根据高血压的诸多临床表现，中医学多将其归属于“头痛”“眩晕”“肝阳”及“肝风”等范畴，后期则可涉及“水肿”“胸痹”及“中风”等病症。我国现行颁布的国家标准《中医临床诊疗术语》将原发性高血压病定名为“风眩”。

【诊断与鉴别诊断】

（一）诊断

高血压的诊断至少应包括以下的内容：

1.确定有无高血压。

2.高血压为原发性还是继发性 诊断原发性高血压时首先要除外继发性高血压。

3.对高血压进行分期，分级及危险分层。

（1）高血压的分级：指在未服用药物情况下，收缩压（SBP）≥18.7kPa（140mmHg）和（或）舒张压（DBP）≥12.0kPa(90mmHg)，目前采用 1999 年 WHO 建议的 18 岁以上成人血压水平分级标准。

（2）原发性高血压病进行危险性分层标准。

根据上述评估的结果和血压水平，可将病人分为以下 4 组：

①低危组：指男性年龄<55 岁，女性年龄<65 岁的 1 级高血压患者，无其他危险因素存在。

②中危组：包括许多不同血压水平和危险因素的患者，一些患者血压水平不高，但有多种危险因素；而另一些患者血压水平高，但没有或少有危险因素，这组病人必须诊断严格，治疗谨慎。

③高危组：该组包括危险因素 3 个，有糖尿病或靶器官损害的 1 级或 2 级高血压患者，以及不伴其他危险因素的 3 级高血压患者。

④极高危组：3 级（重度）高血压患者，有 1 种或 1 种以上危险因素，以及有临床心血管疾病或肾脏疾病的所有患者，应迅速确定治疗方案，给予最强有力的治疗。

4.要充分了解高血压的预后影响高血压预后的因素。

二、鉴别诊断

对于本病的鉴别诊断，至为重要的是排除继发性高血压。临床上较为常见的情况主要有以下几种：

1.肾实质性高血压

包括急慢性肾小球肾炎、肾盂肾炎、狼疮性肾炎、肾结核、多囊肾、糖尿病肾病、肾肿瘤等。

急性肾小球肾炎：临床可见典型的发热、肉眼血尿、少尿、浮肿等表现，尿镜检可见大量蛋白尿、红细胞和管型。

慢性肾小球肾炎：多见于青年人，常有链球菌感染史，以高血压、蛋白尿、血尿、水肿。肾功能损害为其特征，并常反复发作。而原发性高血压伴肾损害则发生于高血压病之后，且尿异常较轻，肾小管功能损害较肾小球功能损害为早、为重，还常伴有心脏并发症。

糖尿病性肾病：在高血压发生之前就具有糖尿病的特异性症状（“三多一少”）、血糖升高并伴有肾损害的表现等。

慢性肾盂肾炎：具有慢性反复发作之尿路感染症状且影像学检查有局灶粗糙的肾皮质瘢痕伴相应肾盏变形。

2. 肾血管性高血压

此系指单侧或双侧肾动脉主干或分支狭窄引起的高血压，是临床上最常见的一种继发性高血压。如有骤发的高血压并迅速进展至急进型高血压，尤其是30岁以下的高血压且无其他原因、腹部或肋脊角闻及血管杂音均提示肾血管性高血压的可能。确诊有赖于肾动脉造影。

3. 原发性醛固酮增多症

病因为肾脏肿瘤或增生所致的醛固酮分泌过多，典型的症状和体征有：①轻至中度高血压；②多尿，尤其夜尿增多，口渴，尿比重下降，碱性尿和蛋白尿；③发作性肌无力或瘫痪、肌痛、抽搐或手足麻木感等。凡高血压患者合并上述3项临床表现，并有低钾血症、高血钠性碱中毒而无其他原因可解释的，应考虑本病之可能。实验室检查可见血和尿醛固酮升高，PRA降低。

4. 嗜铬细胞瘤

嗜铬细胞瘤90%位于肾上腺髓质，右侧多于左侧。阵发性高血压发作的持续时间从十多分钟至数天，间歇期亦长短不等。发作频繁者一天可数次。发作时除血压骤然升高外，还有头痛、心悸、恶心、多汗、四肢冰冷和麻木感、视力减退、上腹或胸骨后疼痛等。典型的发作可由于情绪改变如兴奋、恐惧、发怒而诱发。在发作期间可测定血或尿儿茶酚胺或其代谢产物3-甲氧基-4-羟基苦杏仁酸（VMA），如有显著增高，提示嗜铬细胞瘤。超声、放射性核素、CT或磁共振可做定位诊断。

5. 皮质醇增多症

皮质醇增多症又称 Cushing 综合征，80%患者有高血压，同时有向心性肥胖、满月脸、水牛背、皮肤紫纹、毛发增多、血糖增高等表现。24 小时尿中 17一羟和 17-酮类固醇增多，地塞米松抑制试验和肾上腺激素兴奋试验有助于诊断。

6. 妊娠高血压综合征

多发生于妊娠后期 3～4 个月，分娩期或产后 48 小时，其特征是高血压、水肿和蛋白尿。

7. 主动脉缩窄

此为先天性血管畸形。其特点是：上肢血压明显高于下肢，腹主动脉、股动脉及其他下肢动脉搏动减弱或不可触及，肩胛间区可有震颤和杂音，亦常见左室肥大。主动脉造影可确诊。

【治疗】

一、西医治疗

高血压急症时必须迅速使血压下降，以静脉给药最为适宜，以便随时改变药物所要使用的剂量。常用治疗方法如下：

硝普钠

直接扩张动脉和静脉，使血压迅速降低。开始以每分钟 10μg 静滴，密切观察血压，间隔 5～10 分钟内即消失。该药溶液对光敏感，每次应用前需临时配制，滴注瓶需用银箔或黑布包裹。硝普钠在体内代谢后产生氰化物，大剂量或长时间应用可能发生硫氰酸中毒。

硝酸甘油

以扩张静脉为主，较大剂量时也使动脉扩张。静脉滴注可使血压较快下降，剂量为 5～10μg/min 开始，然后每 5～10 分钟增加 5～10μg/min 至 20～50μg/min。停药后数分钟作用即消失。副作用有心动过速、面红、头痛、呕吐等。

尼卡地平

二氢吡啶类钙通道阻滞剂，用于高血压急诊治疗剂量为：静脉滴注从 0.5μg/(kg.min) 开始，密切观察血压，逐步增加剂量，可用至 6μg/(kg.min)。副作用有心动过速、面部充血潮红、恶心等。

乌拉地尔

α_1受体阻滞剂,用于高血压危象剂量为10～50mg静脉注射(通常用25mg),如血压无明显降低，可重复注射，然后予50～100mg于100ml液体中静脉滴注维持，速度为0.4～2mg/min，根据血压调节滴速。

1.基本原则

治疗高血压的目的不仅在于降低血压本身，还在于全面降低心血管病的发病率和死亡率。高血压患者的心血管病危险是多因素的，因此，高血压的治疗还应包括影响高血压患者的其他危险因素的治疗。虽然严重高血压造成的死亡率和罹患率最高，但人群中轻、中度高血压的影响面最广，故防治应以此为重点。鉴于高血压是多因素疾病，因此，在临床治疗中应根据病人的具体情况、临床表现、遗传、社会和个性背景，因人而异地作出最佳选择。一旦确立高血压的诊断，在作出治疗决定之前，必须掌握以下基本原则：

（1）高血压的治疗必须采取综合措施：不同程度高血压应分别对待。中、重度高血压应尽早开始治疗；而轻度高血压，即舒张压持续在90～99mmHg患者可先用非药物措施，无效后才应用降压药。

（2）非药物治疗措施：如减肥、控制体重、低盐饮食、戒烟酒、适当体育运动以及做气功、打太极拳等等，适用于各种程度高血压。轻度高血压经半年左右非药物治疗无效，应采用降压药。对于已并有糖尿病、左室肥厚、冠心病的患者，即使血压轻度升高也应尽早用药治疗，以降低和减轻心脏并发症。

（3）轻、中度高血压：一般采用一种降压药即可奏效，应根据患者的全身情况，选用不良反应小，服用方便的药物；对于重度高血压或有严重并发症的高血压，应采用联合用药方法，尽快控制血压，一般采用2～3种降压药即可。降压药最好应用长效制剂，即降压效果能维持在24h以上，24h血压谷峰比值应>50%，以免造成血压一天内大幅度波动。

（4）个体化原则：由于每例高血压患者情况不一，其发病机制不尽相同，对降压药的反应也不同，因此在临床用药过程中必须分别对待，选择最合适药物和剂量，以获得最佳疗效。

（5）除非发生高血压危象、高血压脑病等高血压急症，一般情况下血压宜经数天或1～2周内逐渐下降为好，避免短期内血压急剧下降，以免发生心、脑、肾缺血症状，尤其是老年病人。

（6）降压治疗一般要求血压控制在140/90mmHg以下，对重度高血压、老年高血压或伴有明显脑动脉硬化、肾功能不全的患者，若经联合治疗血压仍不能≤140/90mmHg或症状反而加重者，则将血压控制在140～150/90～95mmHg即可，血压降低太多反而会造成心、脑、肾缺血，加剧病情和并发症。

2.药物治疗

常用降压药物：尽管目前降压药多达100多种，但其降压的基本机制不外乎通过各种途径减少血容量和（或）心排血量，以及扩张血管、降低总外周血管阻力而达到降压之目的。根据作用方式不同，抗高血压药大致可分为以下几大类：

①利尿降压药：

a.噻嗪类：氢氯噻嗪（氢氯噻嗪，hydrochlorothiazide，HCT）12.5～25mg，1次/d；苄氟噻嗪（bendrofltlazide）5mg，1～2次/d；环戊噻嗪0.25mg，1次/d；氢氟噻嗪（hydroflumethiazide）12.5mg，1次/d；泊利噻嗪（泊利噻嗪）（polythiazide）1～2mg，1次/d；甲氯噻嗪2.5mg，1次/d；乙噻嗪（ethiazide）2.5mg，1次/d；环噻嗪（cyclothiazide）0.5～1mg/d。b.氯噻酮及类似噻嗪类利尿剂：常用制剂有：①氯噻酮（chlorthalidone）12.5～25mg/d，每天1次或隔天1次；②氯索隆（氯索隆）20～40mg/d，分1～2次服；③美夫西特（美夫西特mefruside，bycaron）25～50mg/d；④吲哒帕胺（indapamide）属具有钙拮抗作用的利尿降压药，1.25～2.5mg，1次/d；⑤喹乙唑酮（quinethazone）25～50mg/d。c.髓襻升支的利尿降压药，包括依他尼酸（依他尼酸）、呋塞米及汞撒利（现已少用）等。d.远曲小管末端及集合管皮质部的利尿降压药：螺内酯（螺内酯，antisterone，spironolactone），氨苯蝶啶（triamterene，叁氨蝶呤），阿米洛利（阿米洛利，amiloride）

②肾上腺素能阻滞药

A.常用β受体阻滞药包括：a.普萘洛尔（propranolol，普萘洛尔） b.阿替洛尔（atendol，tenormin，阿替洛尔） c.美托洛尔（metoprolol，betaloc，

美托洛尔，美托洛尔） d.噻吗洛尔（timolol，噻吗洛尔）：属强效非选择性β受体阻滞药，服后2h达作用高峰，5～10mg/d，2～3 次/d。e.纳多洛尔（nadolol，康加尔多，纳多洛尔）：属无内源性拟交感活性的非选择性β受体阻滞药,属长效制剂,口服1 次/d,剂量为40～200mg。f.倍他洛尔(betaxolol)：为选择性β1 受体阻滞药，无内在拟交感活性，剂量为5～20mg，1 次/d。g.比索洛尔(bisoprolol，康可)：属选择性β1 受体阻滞药，用法为2.5～10mg，1 次/d。

B.作用于中枢的α受体阻滞药：a.可乐定（clonidine，catapres，可乐定） b.胍那苄(胍那苄) c.甲基多巴(methyldopa,aldomet) d. 胍法辛(guanfacine) e.盐酸洛非西定（lofexidine hydrochloride）

C.神经节阻滞药，常用制剂有：a.美卡拉明（美加明） b.樟磺咪芬（咪芬，阿方那特） c.潘必啶（pempidine，潘必啶）

③血管扩张剂

大致可分为两大类，一是直接作用于血管平滑肌引起血管舒张，包括硝酸酯类、硝普钠、肼屈嗪类等药物；二是间接血管扩张剂，包括钙拮抗药、α受体阻滞药和血管紧张素转换酶抑制剂等。

④血管紧张素转换酶抑制剂

本类药物是近年来进展最为迅速的药物。常用药物有：卡托普利(captopril，卡托普利)：口服后15～30min 开始降压，1～1.5h 达作用高峰，作用持续8～12h，一般剂量为6.25mg， 3 次/d，渐增至12.5～25mg，3 次/d，最大剂量为100～150mg/d。不良反应有头昏、上腹不适、头痛、乏力、食欲减退和咳嗽等，肾功能受损者宜减少剂量或延长给药时间。不应同时应用潴钾利尿剂或钾制剂，以免血钾增高；依那普利（enalapril）：属第二代血管紧张素转换酶抑制剂，不含巯基（SH），最大降压作用在服药后6～8h 出现，作用持续12～24h。开始量为5mg，1～2 次/d，常用量为10～20mg/d，最大剂量为40mg/d。不良反应与卡托普利相似，但较轻；赖诺普利（lisinopril）：属长效制剂，作用机制与依那普利相似。用法：开始剂量为5mg，1 次/d，可渐加量，常用量为20～40mg/d，最大剂量不超过80mg/d；雷米普利（ramipril，瑞泰）：为长效ACEI制剂，开始剂量为2.5mg/d，可渐增至5 ～ 10mg/d；赖诺普利（lisinopril)：

开始剂量为10mg/d，可渐增至80mg/d；西拉普利（cilazapril，inhibace）：开始用量为2.5mg/d,视血压情况,可渐增至5～20mg/d;贝那普利(benazepril)：开始剂量为5mg/d，可渐增至10～40mg/d，分1～2 次服用；培垛普利（perindopril，acertil，培哚普利）：开始剂量为4mg/d，可增至8mg/d；福辛普利(fosinopril,monopril,蒙诺):开始剂量为10mg/d,可增至20～30mg/d;⑩盐酸喹那普利（quinapril hydrochloride，accupril）：开始剂量为5mg/d，可增至20mg/d。

⑤AngⅡ受体1 亚型（AT1）拮抗药

按其化学结构又可分为3 类：①联苯四唑类，主要药物有：氯沙坦（losartan，cozaar，科素亚），常用剂量为50mg/d，必要时可增至100mg/d；伊贝沙坦（irbesartan）常用剂量为75～300mg/d；康德沙坦（candesartan）常用剂量为4～32mg/d；他索沙坦（tasosartan）常用量为100～200mg/d；②非联苯四唑类，主要药物有：伊普沙坦（eprsatan）常用剂量为400～800mg/d；恬美沙坦(telmisartan)20～160mg/d;③非杂环类有缬沙坦(valsartan,diovan,代文）常用剂量为80～160mg/d。上述药物多属长效制剂，因此，一般情况下均每天1 次口服。

二、中医治疗

相关脏腑，然后辨明标本虚实。在治疗上，应以调整阴阳、补虚泻实为原则，标实者以平肝潜阳、清肝泻火、涤痰化瘀为主；本虚者宜滋养肝。肾、填精生髓、补益气血。

1.肝火亢盛证

临床表现：头胀痛，头昏沉或见眩晕，面红目赤、烦躁易怒，口干苦而渴，溲黄便秘，舌红苔黄或少苔，脉弦数有力。

治法：平肝潜阳，清热息风。

方药：镇肝息风汤或羚羊角汤加减。羚羊角5g（先煎），钩藤20g，石决明30g（先煎），龟甲20g（先煎），夏枯草15g，生地黄20g，牛膝15g，白芍15g，菊花15g，牡丹皮15g，酸枣仁20g，甘草10g。每日1剂，水煎服。

临证加减：肝火偏盛者，酌加龙胆草15g；肝郁胁胀者，加柴胡10g，玄胡15g；阳盛生风而眩晕者，可加天麻15g；大便秘结者，加大黄10g。

2. 阴虚阳亢

临床表现：头晕、头痛，伴有耳鸣眼花，失眠多梦，腰膝酸软，五心烦热，口干，舌红少苔，脉弦细数。

治法：滋阴潜阳，平肝息风。

方药：天麻钩藤饮加减。天麻 15g，钩藤 20g，石决明 30g（先煎），杜仲 20g，牛膝 15g，白芍 15g，茯苓 15g，生地黄 15g，黄芩 15g，夜交藤 25g，栀子 15g，甘草 10g。每日 1 剂，水煎服。

临证加减：眩晕和肢体麻木较甚者，加天南星 10g，白僵蚕 15g；兼有血瘀头痛者加丹参 15g，延胡索 15g；肥胖多痰者，加法半夏 15g、全瓜蒌 15g 以化痰；兼有失眠者，加酸枣仁 20g。

3. 痰湿壅盛

临床表现：头晕，头重如蒙，困倦乏力，浮肿，烦闷恶心，多吐痰涎，食少多寐，手足麻木，舌淡苔腻，脉滑或脉弦滑。

治法：健脾化湿，除痰息风。

方药：温胆汤或半夏白术天麻汤加减。天麻 15g，白术 15g，法半夏 15g，姜竹茹 15g，枳实 15g，茯苓 20g，马兜铃 10g，石菖蒲 15g，远志 10g，罗汉果 10g。每日 1 剂，水煎服。

临证加减：若痰阻血瘀，心胸胀闷刺痛者，加延胡索 12g，丹参 18g；当出现痰浊郁而化热，舌苔黄腻者，加黄连 10g；若脘闷纳呆，腹胀便溏者，加藿香 15g，砂仁 10g（后下）。

4. 阴阳两虚

临床表现：头晕眼花，头痛耳鸣，心悸气短，腰酸腿软，失眠多梦，遗精阳痿，肢冷麻木，夜尿频数或少尿水肿，舌淡苔白，脉象弦细迟弱。

治法：补肾养肝，益阴助阳。

方药：金匮肾气丸合二仙汤加减。熟地黄 15g，山茱萸 15g，山药 15g，茯苓 15g，牡丹皮 15g，泽泻 15g，熟附子 10g（先煎），肉桂 5g，淫羊藿 15g，金樱子 30g，炙甘草 10g。每日 1 剂，水煎服。

临证加减：若兼虚火上炎见症者，加知母 10g，黄柏 10g，龟甲 15g（先煎）；若见畏寒肢冷较甚，小便清长，面色黄白者，加鹿角胶（烊化）15g，杜仲 20g。

第三节　冠状动脉粥样硬化性心脏病

【概述】

冠状动脉粥样硬化性心脏病是指冠状动脉粥样硬化使血管狭窄或阻塞，导致心肌缺血缺氧或者坏死，称为冠心病，冠心病的范围可能更广泛，还包括冠脉炎症，栓塞，痉挛等因素导致管腔狭窄或者闭塞，临床中，常分为稳定性冠心病和急性冠状动脉综合征。

冠心病根据其病因病机及临床表现，应归属于中医的“胸痹”“心痛”“真心痛”“厥心痛”等范畴。

【诊断与鉴别诊断】

（1）诊断

冠心病的诊断主要靠临床表现（病人症状）、检查。当一个具有冠心病发病基础（年龄较大，多重危险因素）的患者出现具有下列特征的胸痛时，要高度怀疑冠心病。

1、疼痛部位：胸骨后。

2、放射：向下颌、左上肢、左肩。

3、性质：压榨性，烧灼样。

4、持续时间：1～5 分，不超过 15 分。

5、诱因：劳累、寒冷或饱餐。

6、缓解方式：休息、舌下含化硝酸酯类（1～3 分）。

（2）鉴别诊断

心绞痛与急性心肌梗死、肋间神经痛及肋软骨炎相鉴别。心肌梗死与心绞痛、急性心包炎、急性肺栓塞及主动脉夹层相鉴别。

【治疗】

一、西医治疗

1、　急救措施

休息和舌下含化硝酸甘油。一旦发生了心绞痛的症状，要立即休息，同时要舌下含化一片硝酸甘油，一般经休息或含化硝酸甘油，通常一两分钟内心绞痛就可以缓解。也可含化或服用中药复方丹参滴丸或救心丸，但其缓解心绞痛需要的时间较长。如果含化硝酸甘油五分钟仍不缓解，可再含化一片硝酸甘油。如果是初次发生了心绞痛，无论药物能否缓解，均需尽快到医院去就医，因为初次发生心绞痛，有发生心肌梗死的危险性。

2、治疗

（1）药物治疗

硝酸酯类，如硝酸甘油，异山梨酯，欣康，长效心痛治。

他汀类降血脂药，如立普妥，辛伐他汀，洛伐他丁，可延缓或阻止动脉硬化进展。

抗血小板制剂，阿司匹林每日 100—300mg，终身服用。过敏时可服用抵克立得或波立维。

β- 受体阻滞剂 ，常用的有倍他乐克，阿替乐尔，康可。

钙通道阻滞剂，冠状动脉痉挛的病人首选，如合心爽，拜心同。

（2）手术治疗

（冠状动脉搭桥术〈主动脉一冠状动脉旁路移植手术〉）

冠状动脉搭桥术是从患者自身其他部位取一段血管，然后将其分别接在狭窄或堵塞了的冠状动脉的两端，使血流可以通过“桥”绕道而行，从而使缺血的心肌得到供氧，而缓解心肌缺血的症状。

这一手术属心脏外科手术，创伤较大，但疗效确切。主要用于不适合支架术的严重冠心病患者（左主干病变，慢性闭塞性病变，糖尿病多支血管病变）。

（3）介入治疗

（经皮冠状动脉介入治疗（PCI）：支架术）

介入治疗不是外科手术而是一种心脏导管技术，具体来讲是通过大腿根部的股动脉或手腕上的桡动脉，经过血管穿刺把支架或其他器械放入冠状动脉里面，达到解除冠状动脉狭窄的目的。

介入治疗的创伤小，效果确切，风险小（<1%）。普通金属裸支架的再狭窄率为 15%—30%。药物涂层支架的应用进一步改善了支架术的长期疗效，一般人群再狭窄率 3%，糖尿病/复杂病变约为 10%，其效果可与冠状动脉搭桥手术相媲美。

（4）其他治疗

运动锻炼疗法：谨慎安排进度适宜的运动锻炼有助于促进侧支循环的发展，提高体力活动的耐受量而改善症状。

二、中医治疗

1. 心绞痛

（1）发作期的治疗

心绞痛发作时应用宽胸理气气雾剂等口腔喷雾给药，并舌下含化麝香保心丸、速效救心丸缓解疼痛，为预防复发尤其是夜间发作，可用心绞痛宁膏等中药缓释膜贴敷心前区。

（2）缓解期的治疗

1）心血瘀阻：临床表现：胸部刺痛，固定不移，入夜尤甚，心悸不宁，唇青，爪甲青紫，舌质紫暗，或有瘀斑，脉沉涩或结、代、促。

治法：活血化瘀，通脉止痛。

方药：血府逐瘀汤加减。赤芍 15g，人参 20g，桃仁 10g，当归 10g，枳壳 10g，延胡索 10g，三七末 3g（冲服），红花 10g，郁金 10g。

临证加减：若心气阴不足，加麦门冬 15g；兼心烦失眠者，加酸枣仁 20g，夜交藤 15g；若兼胁肋痛者，加香附 15g。

2）痰浊闭阻：临床表现：胸闷如窒而痛，头痛身困重，呕恶纳呆，痰多脘闷，苔浊腻或白滑，脉滑。

治法：通阳泄浊，豁痰开结。

方药：瓜蒌薤白半夏汤加减。全瓜蒌 20g，薤白 10g，半夏 15g，白蔻仁 10g，枳壳 10g，陈皮 15g，茯苓 20g，苏梗 10g，菖蒲 10g，郁金 15g。

临证加减：若兼阳虚有寒者，加熟附子 15g（先煎），肉桂 5g；兼心脉瘀阻者，加丹参 20g，三七末 3g（冲服）；若痰郁化火者，加黄连 10g；若痰扰清窍眩晕者，加天麻 10g。

3）阴寒凝滞：

临床表现：胸痛彻背，背痛彻胸，遇寒而发或感寒痛甚，胸闷心悸气短，面色苍白，四肢厥冷，苔白，脉沉细而紧。

治法：辛温通阳，开痹散寒。

方药：瓜蒌薤白白酒汤加减。全瓜蒌 20g，制附片 10g，枳实 10g，丹参 20g，薤白 10g，桂枝 15g，檀香 5g，砂仁 5g，延胡索 10g。

临证加减：若兼气虚者，加人参 15g（另煎）；若兼血瘀心脉痛剧者，加三七末 3g（冲服）。

4）心阴亏损：

临床表现：心中隐隐灼痛，时作时休，心悸盗汗，五心烦热，多梦不寐，颜面潮红，舌红少许，脉弦细数或细涩。

治法：滋阴清热，养心安神。

方药：黄连阿胶汤加减。黄连 10g，阿胶 10g（烊化），生地 10g，麦冬 15g，沙参 10g，赤白芍 10g，五味子 10g，当归 10g。

临证加减：若阴不敛阳、心烦不寐者，可用酸枣仁 15g；若阴虚阳亢、风阳上扰，加珍珠母、石决明等重镇安神之品。

5）心气不足：

临床表现：胸闷隐痛，时作时止，心悸气短，倦怠懒言，神疲自汗，遇劳则甚，面色光白，舌质淡或有齿痕，苔薄白，脉细弱或结代。

治法：补养心气，鼓动心脉。

方药：归脾汤加减。人参 5g（另煎），黄芪 15g，白术 10g，茯苓 15g，当归 10g，白芍 10g，炒枣仁 10g，丹参 20g。

临证加减：若兼神疲、乏力、纳呆等心脾两虚证，可用养心汤；若兼见心悸气短、头晕乏力、胸闷口干等气阴两虚之证，可用生脉散合归脾汤加减。

6）心阳不振：

临床表现：胸闷隐痛，偶有绞痛，心悸气短，汗出乏力，畏寒肢冷，腰膝冷痛.面色苍白，唇甲青紫，舌质淡胖，苔白或腻，脉沉细或沉微欲绝。

治法：益气温阳，活血通络。

方药：参附汤加减。人参 5g（另煎），制附子 10g（先煎），肉桂 5g，熟地 10g，杜仲 10g，淫羊藿 10g，当归 10g，丹参 10g，赤芍 10g，三七末 3g（冲服）。

临证加减：若兼血瘀胸痛者，可加桃仁 15g；兼尿少水肿者，加茯苓 20g，猪苓 20g。

2. 心肌梗死

（1）气虚血瘀

临床表现：胸闷胸痛，动则加重，休息减轻，伴气短、乏力、汗出、心悸，舌胖大有齿痕、瘀点或瘀斑，苔淡白，脉弦细无力。

治法：益气活血，通脉止痛。

方药：保元汤合血府逐瘀汤加减。炙黄芪 20g，当归 10g，红花 10g，赤芍 15g，生地黄 15g，桃仁 10g，牛膝 15g，枳壳 15g，桔梗 10g，柴胡 10g，党参 10g，川芎 10g，甘草 10g。

临证加减：兼肾气不足，腰酸腿软，夜尿频数，可加用金樱子 30g，益智仁 10g；兼脾气虚，腹胀便溏者，上方去生地、枳壳，加茯苓 15g，白术 10g，砂仁 10g（后下）；兼虚烦不眠者，去当归、黄芪，加酸枣仁 20g，远志 10g。

（2）寒凝心脉

临床表现：胸痛彻背，胸闷气短，心悸不宁，神疲乏力，形寒肢冷，舌质淡暗，舌苔白腻，脉沉无力、迟缓或结代。

治法：温补心阳，散寒通脉。

方药：当归四逆汤加味。桂枝 10g，细辛 5g，甘草 5g，当归 10g，白芍 15g，大枣 15g，通草 10g，熟附子 15g（先煎），人参 10g（另煎）。

临证加减：兼胃寒、恶心呕吐者，加丁香 5g，法半夏 15g；兼血瘀心脉，加丹参 20g，三七末 3g（冲服）。

（3）痰浊痹阻

临床表现：突发胸痛，胸闷如窒，汗出肢冷，甚则晕厥，恶心呕吐，或形体肥胖，或有咳嗽咯痰，腹胀纳呆，舌体胖嫩有齿痕，舌质暗淡，苔白腻，脉滑数。

治法：化痰泄浊，宣痹通阳。

方药：瓜蒌薤白半夏汤合涤痰汤加减。胆南星 15g，生姜 3 片，陈皮 10g，枳壳 10g，法半夏 15g，瓜蒌 15g，薤白 15g，茯苓 15g，甘草 10g。

临证加减：痰浊中阻，心下痞满，恶心呕吐者，加藿香 10g，丁香 5g；痰浊郁久化热，心胸灼痛，痰稠色黄，心烦发热者，加丹参 20g，三七末 3g（冲服）。

（4）阳脱阴竭

临床表现：心胸剧痛，四肢厥逆，大汗淋漓，或汗出如油，虚烦不安，皮肤青灰，手足青至节，甚至神志淡漠或不清，口唇青紫，脉微欲绝。

治法：回阳救逆。

方药：四逆汤合人参汤加减。附子15g（先煎），干姜10g，人参15g（另煎），炙甘草10g，白术15g，黄芪30g，煅龙骨30g（先煎），煅牡蛎30g（先煎）。

临证加减：肢冷汗出、面色苍白者，加用参麦注射液20ml加5%葡萄糖溶液或0.9%生理盐水20ml静脉推注，继用该注射液40ml加5%葡萄糖生理盐水250ml静脉滴注；兼心脉瘀阻，胸痛甚，唇色紫暗，脉细涩者，加三七末3g冲服。

（5）痰热互结

临床表现：胸痛胸闷，面赤烦躁，发热口苦或口臭，纳呆便秘，小便短赤，舌质暗红，舌苔黄腻，脉滑数。

治法：活血化瘀，通脉泄热。

方药：血府逐瘀汤加减。生地黄15g，桃仁15g，红花10g，赤芍15g，柴胡15g，枳壳15g，牛膝15g，丹参20g，三七末3g（冲服），黄芩15g，桔梗15g，瓜蒌15g，甘草10g。

临证加减：若兼呕吐黄痰者，加鱼腥草30g，桑白皮20g；便秘者加大黄5～10g（后下）。

（6）气阴两虚

临床表现：胸闷气短，倦怠乏力，自汗、盗汗，咽干口燥，舌红少苔，脉细数无力。

治法：益气养阴。

方药：生脉散加减。人参10g（另煎），麦门冬15g，沙参15g，浮小麦25g，丹参20g，五味子10g，黄芪10g，三七末3g（冲服）。

临证加减：心烦少寐者，加炒枣仁20g，莲子心3g；心悸、脉结代者，加甘草15g，苦参15g；阴虚阳亢，症见眩晕、耳鸣者，方中去黄芪、浮小麦，加天麻15g，白芍15g，石决明30g；肾虚腰痛者加淫羊藿15g，川续断15g。

第四节 急性感染性心内膜炎

【概述】

急性感染性心内膜炎（infective endocarditis，IE）为心脏内膜表面的微生物感染，伴赘生物形成。赘生物为大小不等、形状不一的血小板和纤维素团块，内含大量微生物和少量炎症细胞。瓣膜为最常受累部位，但感染也可发生在间隔缺损部位、腱索或心壁内膜。临床上按照病情和病程进展将其分为急性感染性心内膜炎（acute infective endocarditis，AIE）与亚急性感染性心内膜炎（subacute infective endocarditis，SIE）。

中医学将本病归属于“温病”“心悸”“怔忡”“胸痹”等范畴。我国现行颁布的国家标准《中医临床诊疗术语》将本病定名为“心瘅”。

【病因与发病机制】

（一）病因

在自体瓣膜心内膜炎感染的病原体中，链球菌和葡萄球菌分别占65%和25%。急性者主要由毒力强的细菌引起，主要是金黄色葡萄球菌感染引起的，有少数是由肺炎球菌、淋球菌、A族链球菌及流感杆菌等所致。亚急性者，草绿色链球菌最常见，其次是D族链球菌（包括牛链球菌和肠球菌），表皮葡萄球菌和其他细菌则比较少见。

（二）发病机制

1.急性感染性心内膜炎（AIE）

发病机制尚不清楚，主要累及正常心瓣膜。病原菌来自皮肤、肌肉、骨骼肌或肺等部位的活动性感染灶，循环中细菌量大，细菌毒力强，具有高度侵袭性和黏附于内膜的能力，主动脉瓣常受累。

2.亚急性感染性心内膜炎（sIE）

临床上至少有2/3的SIE患者发病与以下因素有关。

1）血流动力学因素：约有3/4的本病患者有基础心脏病史。以心脏瓣膜病为首，特别是二尖瓣和主动脉瓣；其次是先天性心血管病，如动脉导管未闭、室间隔缺损、法洛四联症和主动脉缩窄。赘生物场位于血流从高压力心腔经病变瓣膜口或先天缺损至低压力心腔而产生高速射流和湍流的下游。本病的发生可能与高速血流冲击心内膜或大血管内膜导致其局部损伤，易于感染病原体，有利于微生物的沉积和生长等有关。

2）非细菌性血栓性心内膜病变：实验研究已证实，心内膜内皮受损而暴露其下结缔组织的胶原纤维时，血小板聚集和纤维蛋白沉着而形成微血栓，成为结节样无菌性赘生物，称为非细菌性血栓性心内膜病变。这是细菌沉积于瓣膜表面的重要因素。

3. 短暂性菌血症

由于各种感染或细菌寄居的皮肤黏膜的创伤如手术、器械操作等，常可导致暂时性的菌血症；口腔组织创伤常致草绿色链球菌菌血症；葡萄球菌菌血症见于皮肤和远离心脏部位的感染。循环中的细菌如定居在无菌性赘生物上，感染性心内膜炎即可发生。

4. 细菌感染无菌性赘生物

取决于菌血症发生的频率和循环中细菌的数量以及细菌黏附于无菌性赘生物的能力。草绿色链球菌从口腔进入血流的机会频繁，黏附性强，因而成为亚急性感染性心内膜炎的最常见致病菌。细菌定居后，迅速繁殖，促使血小板进一步聚集和纤维蛋白的沉积，感染性赘生物增大。赘生物外面覆盖的纤维蛋白层能阻止吞噬细胞进入，为其内在细菌生存繁殖提供良好的庇护所。

【诊断与鉴别诊断】

（一）诊断

临床上凡遇到以下情况应考虑到本病之可能：

1）原有器质性心脏病，现出现不明原因的发热1周以上；

2）出现新的心脏杂音，或原有心杂音的性质发生明显的改变；

3）出现不明原因的心力衰竭；

4）出现无原因可解释的动脉栓塞症状；

5）在心脏术后伴发持续性发热已超过1周。一般根据本病的临床表现如发热伴心脏杂音（尤其是主动脉瓣关闭不全杂音）、贫血、脾大、血尿、白细胞增多及伴或不伴栓塞表现等，血培养阳性即可诊断本病。

（二）鉴别诊断

急性感染性心内膜炎，主要为败血症的临床表现，尤其在心脏无杂音时，本病常为原发感染所掩盖，易于漏诊，对一周以上的发热，需注意心脏听诊改变，皮肤出血点及栓塞现象，常需与脑血管意外，流行性感冒，急性关节炎，急性化脓性脑膜炎，急性肾盂肾炎等鉴别，近年来，由于心脏外科手术的进展和抗生素的广泛应用，不典型或特殊类型的感染性心内膜炎有日渐增加之势，如人工瓣膜置换术，血液透析或先心病矫正术后，均增加了心内膜感染机会，对手术后发热患者，应提高警惕。

【治疗】

一、西医治疗

1、抗生素治疗：及早采用足量有效抗生素是治疗能否获得成功的关键。治疗原则是早期、大剂量、长疗程经静脉给予杀菌药。所谓早期治疗是指在病原学检查后（如连续血培养 2～3 次）立即给予抗生素治疗，大剂量是指血药浓度必须达到血清有效杀菌浓度 6～8 倍以上，长疗程是指用药至少 4～6 周以上。在未获血培养结果之前，应根据临床征象检查、推测最可能的病原菌使用抗生素。一般应联合应用 2 种抗生素。鉴于 50%以上急性感染性心内膜炎是金黄色葡萄球菌所致，故一般情况下（除非 医院内感染）仍首选青霉素 G 2000 万～4000 万 U/d，静脉滴注，或分次静脉注射；肌内注射链霉素 1～1.5g/d。上述方案不仅对一般葡萄球菌有效，对肺炎球菌、溶血性链球菌及脑膜炎球菌所致的 AIE 也有效。经上述治疗后若症状改善则继续使用，若治疗 3 天后症状未改善，应考虑为耐药菌株感染，可改用半合成青霉素，如苯唑西林 （苯唑西林，oxacillin）、氯唑西林（氯唑西林，cloxacillin）、氨氯西林（氨苄西林，ampicloxacillin）和哌拉西林（piperacillin）等，一般剂量均为 6～12g/d，静脉滴注，或分 4～6 次缓慢静脉注射，对病情严重者，可加用下列抗生素 1～2 种，静脉滴注或分次静脉注射，如林可霉素（林可霉素，lincomycin）1.8～2.4g/d，庆大霉素 16 万～24 万 U/d，利福霉素 SV(rifocin)0.5～1.0g/d，万古霉素（vancomycin）2.0g/d，阿米卡星（丁胺卡那素，amikacin）0.4g /d，以及头孢菌素类药物，如头孢菌素Ⅰ、Ⅱ、Ⅲ、Ⅴ、Ⅵ、Ⅶ、Ⅷ，和新一代头孢菌素如头孢西丁(头孢西丁,cefoxitin)、多孢孟多(头孢羟 唑,cefamandole),头孢噻亏（头孢氨噻亏，cefotaxime）头孢哌酮（cefoperazone，cefobid）和头孢曲松（头孢曲松，ceftriaxone，rocephin）等，一般用量均为 4～6.0g/d，有血培养结果后，可根据药物敏感试验选用有效抗生素。对于革兰阴性杆菌、肠球菌性心内膜炎可采用一种氨基糖苷类与一种β内酰胺类（青霉素或头孢菌素类）药物联用，前者包括庆大霉素18万～24万U/d，妥布霉素（tobramycin）240mg/d，卡那霉素（kanamycin）1～1.5g/d，阿米卡星400mg/d，奈替米星（奈替米星，netilmicin）200～400mg/d，核糖霉素（ribostamycin）1～2g/d等；后者包括氨苄西林（ampicillin）4～8g/d，羧苄西林（羧苄西林，carbencilin）10～20g/d，磺苄西林（磺苄青霉 素，sulbenicillin）8～12g/d，呋布西林（呋布西林，furbenicillin）8～12g/d等，静滴或静注。

2、加强支持：对症治疗可少量多次输鲜血、冻干血浆或人血白蛋白、多种氨基酸等，以改善全身状况，增强机体抵抗力。适当应用营养心肌药物，注意水、电解质平衡，有急性心 功能不全者按心力衰竭处理。

3、手术治疗：感染性心内膜炎并发急性主动脉瓣或二尖瓣关闭不全，导致严重血流动力学障碍而内科治疗无效者，应在积极抗感染同时，掌握手术时机，争取施行瓣膜置换术。

二、中医治疗

辩证时应根据本病的证候特点及其卫气营血演变规律辨清标本虚实。治疗上遵叶桂“在卫汗之可也，到气才可清之，入营犹可透热转气，……入血……直须凉血散血”之法，初期邪在卫气，治宜疏解清泄，以期透邪外出，清解热邪；若热邪入营，则当清营透热，养阴活血；如热邪已入血分，耗血动血者，治当凉血散血；后期邪祛阴伤或正虚邪恋，则应以扶正为主，兼顾祛邪，或养阴清热，或益气养血；若病程中出现热闭心包，痰迷心窍之危重证候，则当急以清热解毒、豁痰开窍之法。临床表现主要分以下5个证型进行论治：

1.邪热犯卫

临床表现：心悸胸闷，身热，微恶风寒，少汗或无汗，头身疼痛，或微咳咽痛，口渴，舌尖红，苔薄白微黄，脉浮数。

治法：辛凉解表，清热透肺。

方药：银翘散加减。金银花、淡竹叶、鲜芦根各20g，荆芥穗、连翘、牛蒡子、桔梗、薄荷各15g，豆豉、甘草各10g。每日1剂，水煎服。

临证加减：心悸、胸闷较重者加枳壳、郁金、瓜蒌各10g，珍珠母15g以理气宽胸、镇惊安神；咳嗽、痰多者加杏仁、前胡、瓜蒌皮各10g，浙贝母15g以化痰止咳。头痛较甚者加桑叶、白芷、菊花各10g以疏风止痛；四肢及关节疼痛者加羌活15g、独活15g以通经活络止痛。

2. 气分热盛

临床表现：心悸，胸闷如窒，或胸痛，气急短消息，甚则不能平卧，壮热，汗出热而不退，不恶寒，反恶热，烦躁不安，口干苦而渴，小便黄赤短少，或腹满胀痛，或惊厥抽搐。舌红，苔黄燥，脉滑数或洪大。

治法：清热泻火，养阴生津。

方药：白虎汤加味。生石膏30g，知母、粳米各15g，丹皮、玄参、石斛、黄芩、甘草各10g。每日1剂，水煎服。

临证加减：胸闷胸痛气急较甚者加丹参15g，郁金15g，川芎10g，延胡索10g，以活血理气止痛；小便黄赤短少者加鲜芦根、淡竹叶各15g，车前子15g，以清热利尿；腹满胀痛、大便秘结者加大黄、枳实、芒硝各10g以泻热通腑消痞。高热不退者加水牛角15g（锉碎先煎），寒水石15g（打碎先煎），以清热毒；惊厥抽搐者加羚羊角5g、钩藤15g，以镇惊息风。

3. 热入营血

临床表现：胸闷痛如室，心悸气短，烦躁不宁，身热夜甚，夜寐不安，汗多尿少，或斑疹隐隐，或衄血，咯血，甚或神昏谵语，神志昏迷。舌质红绛，脉细数。

治法：清热解毒，凉血活血。

方药：清营汤或犀角地黄汤加味。水牛角15g，生地、玄参、金银花各15g，竹叶心、连翘、黄连、丹参、麦冬各10g，牡丹皮、赤芍各15g，甘草10g。每日1剂，水煎服。

临证加减：发斑，衄血者加黄芩、紫草各0g，旱莲草15g，藕节15g，以凉血止血；面色光白，言语无力者加太子参10g、黄芪20g以益气；神昏谵语或神志昏迷者加服安宫牛黄丸，以清热解毒开窍。

4. 阴虚内热

临床表现：胸闷，胸痛时作，心动悸，形体消瘦，倦怠乏力，午后或夜间低热，或五心发热，盗汗，颧红，口燥咽干，便秘，尿少而黄，舌质干红，苔少或花剥，脉细数无力。

治法：滋阴清热。

方药：清骨散加减。银柴胡、秦艽各15g，鳖甲（先煎）、地骨皮、生地黄各20g，胡黄连、知母、青蒿、玄参、黄芩、牡丹皮各10g。每日1剂，水煎服。

临证加减：神疲乏力、倦怠懒言者加黄芪20g，太子参10g以益气；失眠者加酸枣仁、夜交藤各15g，以养心安神；盗汗者加煅牡蛎、糯稻根、浮小麦各15g，以固表止汗。如颧赤口干，五心烦热、舌红者加女贞子15g，旱莲草、石斛各10g，以滋阴清热；虚风内动者加龟板、牡蛎各15g（打碎先煎），以滋阴潜阳息风。

5.气阴两虚，瘀血内结

临床表现：胸闷，心悸怔忡，动则气短，发热汗多，身痛而重，倦怠乏力，失眠多梦，口干，便秘或食少便溏，面色晦暗，或肌肤甲错，或肢体软瘫，舌质暗或有瘀点，脉细涩。

治法：益气养阴，活血化瘀。

方药：生脉散合补阳还五汤加减。人参15g，麦冬15g，黄芪30g，五味子、桃仁、地龙、当归尾各10g，红花、赤芍、川芎各6g。每日1剂，水煎服。

临证加减：心悸失眠者加酸枣仁、柏子仁各10g，以养心安神；食少便溏者加党参、白术各10g，山药15g，以健脾止泻；肌肤甲错、舌有瘀点者加三七末3g（冲服），土鳖虫10g（研末），以活血化瘀。

第二章 神经内科常见疾病中西医诊疗与护理

第一节 脑梗死

【概述】

脑梗死是指局部脑组织血流灌注减少或突然完全中断，造成一定范围内神经细胞、纤维、胶质以及血管等组织结构连续崩解破坏，而出现生理功能丧失，组织结构改变的病理过程。根据病因和病理的不同，脑梗死包括动脉粥样硬化性血栓性脑梗死、脑栓塞和腔隙性脑梗死。

脑梗死属于中医学的“中风”“卒中”“偏风”“偏枯”等病证范畴。轻者为中经络，重者为中脏腑。

【治 疗】

一、西医治疗

本病的治疗，基本上同脑血栓形成，应积极治疗高血压，尤为病史中已有过腔隙性梗死者需要防止复发，同时应注意血压不能过快过低。

（一）急性期

以尽早改善脑缺血区的血液循环、促进神经功能恢复为原则。

1、缓解脑水肿：梗死区较严重患者，可使用脱水剂或利尿剂。

2、改善微循环：可用低分子葡萄糖酐，能降低血黏度和改善微循环。

3、稀释血液：

①等容量血液稀释疗法：通过静脉放血，同时予置换等量液体；

②高容量血液稀释疗法：静脉注射不含血液的液体以达到扩容目的。

4、溶栓：①链激酶。②尿激酶。

5、抗凝：用以防止血栓扩延和新的血栓发生。①肝素。②双香豆素。

6、扩张血管：一般认为血管扩张剂效果不肯定，对有颅内压增高的严重患者，有时可加重病情，故早期多不主张使用。

7、其他：本病还可使用高压氧疗法，体外反搏疗法和光量子血液疗法等。

（二）恢复期

继续加强瘫痪肢体功能锻炼和言语功能训练，除药物外，可配合使用理疗、体疗和针灸等。

二、中医治疗

脑卒中的病因病机十分复杂，故其临床证候轻重不一，缓急有别，临床辨证时要审慎从事，审病位、辨闭脱、查逆顺以知标本虚实，审证求因，审因论治。

1. 风痰瘀血，痹阻脉络

临床表现：半身不遂，偏身麻木，头晕目眩，口舌喎斜，言语謇涩或不语，舌质暗，苔白腻，脉弦滑。

治法：息风化痰通络。

方药：涤痰汤合血府逐瘀汤加减。天麻 10g，钩藤 30g（后下），半夏 10g，陈皮 10g，川芎 10g，地龙 10g，桃仁 10g，红花 10g。每日 1 剂，水煎服。

临证加减：风痰蕴而化热，热象明显，症见口苦、苔黄者，加黄芩 10g，炒山栀 10g；痰迷心窍，症见神志昏蒙者，加服至宝丹；痰瘀内阻者，症见偏身麻木重者，加鸡血藤 30g，木瓜 10g；肝肾阴虚，症见舌红少苔者，加生地 30g，潼白蒺藜各 10g，白芍 10g。

2. 痰热腑实，风痰上扰

临床表现：半身不遂，言语謇涩，偏身麻木，口舌喎斜，头晕目眩，咳痰或多，腹胀便秘，舌质暗红，苔黄或黄腻，脉弦滑。

治法：化痰通腑。

方药：星蒌承气汤加减。生大黄 10g（后下），芒硝 10g（冲服），全瓜蒌 30g，胆南星 10g。每日 1 剂，水煎服。

临证加减：热象明显者，症见口苦、苔黄者，加黄芩 10g，山栀 10g；年老体弱津亏，症见大便干结者，去芒硝，加生地 15g，麦冬 10g，玄参 10g；瘀血内阻，症见麻木，舌有瘀点者，可加入活血药如丹参 30g，赤芍 15g，鸡血藤 20g；痰热上蒙清窍，症见神昏者，加石菖蒲 10g，郁金 10g。

3. 气虚血瘀，脉络痹阻

临床表现：半身不遂，口舌喎斜，言语謇涩或不语，偏身麻木，面色淡白，气短乏力，自汗出，手足浮肿，舌质暗淡，苔薄白或白腻，脉沉细涩或细缓。

治法：益气活血，化瘀通络。

方药：补阳还五汤加减。黄芪 50g，红花 10g，桃仁 10g，川芎 10g，当归 10g，赤芍 10g，地龙 10g。每日 1 剂，水煎服。

临证加减：患肢肿胀加茯苓 10g，泽泻 10g；痰阻舌窍，症见言语不利者，加用九节菖蒲 10g，郁金 10g；肝肾亏虚，症见肢体瘫软无力，加牛膝 15g，杜仲 10g；兼有风痰阻络者，症见口舌喎斜重者，加僵蚕 10g，全蝎 3g；上肢偏废重者，加桑枝 30g，羌活 10g；下肢偏废重者，加牛膝 15g，桑寄生 15g；便秘加肉苁蓉 15g。

4. 肝肾阴虚，风阳上扰

临床表现：平素头晕头痛，耳鸣目眩，口苦咽干，心烦易怒，突然半身不遂，舌强言謇或不语，口舌喎斜，尿赤便干，舌质红或红绛，少苔或无苔，脉细弦或细弦数。

治法：滋阴潜阳，息风通络。

方药：镇肝息风汤加减。怀牛膝 30g，代赭石 30g（捣碎），生龙骨 15g（捣碎），生牡蛎 15g（捣碎），生龟板 15g（捣碎），生白芍 15g，玄参 15g，天冬 15g，川楝子 5g（捣碎），生麦芽 5g，茵陈 10g，甘草 5g。每日 1 剂，水煎服。

临证加减：痰盛者可去龟板加胆南星 10g，竹沥 15g；头痛者可加深石决明 30g，夏枯草 15g；心中烦热者可加黄芩 10g，生石膏 20g；痰瘀内阻者，可加入通窍活血的药物，如石菖蒲 15g，远志 15g，地龙 20g，鸡血藤 20g。

第二节　脑出血

【概述】

脑出血（cerebral hemorrhage）又称脑出血，是指非外伤性脑实质内的自发性出血，病因多样，绝大多数是高血压小动脉硬化的血管破裂引起，故有人也称高血压性脑出血。临床上以内囊区小动脉出血最为常见。出血性血肿（或血块）可割裂、压迫附近脑组织，破坏或影响它们的正常功能（运动、感觉、记忆、语言、精神活动等）而出现偏瘫、偏身麻木、讲话不清等症状，出血量大时引起颅内压升高、脑组织移位甚至脑疝。该病为常见病，55 岁以上的老年人发病率高，男性比女性高，其表现起病急、发展快，早期出现偏瘫、意识障碍等。病残率、死亡率均较高，是引起人类死亡的主要疾病之一。

脑出血属中医学“中风”范畴。我国现行颁布的国家标准《中医临床诊疗术语》将本病定名为“出血性中风”。

【诊断与鉴别诊断】

（一）诊断要点

1）多见于 50 岁以上的高血压病人。

2）常在用力过度或情绪激动时突然发病。发作时常有头痛、血压升高、呕吐。

3）病程进展迅速，常在数分钟至数十分钟达到高峰，出现意识障碍、偏瘫和其他神经系统局灶症状。

4）脑脊液压力增高，多呈血性。

5）眼底检查发现视盘水肿，视网膜出血。

6）鉴别诊断有困难时，有条件可做CT、MRI检查。起病初期CT可见病灶处出现高密度影，对脑出血有确诊意义；MRI对脑出血的部位、范围的确诊率比CT更高。

（二）鉴别诊断

1、与其他脑血管病的鉴别

由于脑出血与脑梗死在治疗上有所不同，因此两者鉴别很重要，轻型脑出血与脑梗死的鉴别还是困难的，此时，应进行脑CT扫描，对有明显意识障碍者应与颅内大动脉（如大脑中动脉主干）闭塞相鉴别，在患者情况允许或尚无条件进行CT扫描时，为了区别是出血性还是缺血性脑血管病。

2、与脑肿瘤的鉴别

脑肿瘤一般表现为逐渐加重的颅内压增高及神经系统定位征，根据病史，体征特别是结合脑CT扫描不难做出诊断，但有少部分病例，特别是老年病例初期症状不典型，类似于缺血性脑血管病的起病形式，无明显颅内压增高的症状，脑CT征象又类似于脑梗死，则极易误诊，而部分脑肿瘤患者由于瘤内出血，可使病情突然加重，临床表现类似脑出血的表现，所以在临床上应引起高度重视，一般脑肿瘤患者经临床积极治疗，在降颅压后症状可有短暂性好转，但总的趋势是病情在发展加重，因此，对于颅内高密度病灶，除了考虑脑出血外，也应考虑脑肿瘤的可能，必要时，可做强化扫描。

关于脑瘤引起的脑血管病，即脑瘤卒中，与脑血管病的鉴别，下列几点可作参考：①脑瘤性卒中一般不伴有高血压，而脑血管病多有高血压病史，②脑瘤性卒中多为转移瘤所致，有原发病灶的表现，而脑血管病则无相关疾病症状，

③脑瘤性卒中经脱水及对症治疗后，症状可有暂时性好转，但症状很快出现反复，仍会再加重，脑血管病经治疗好转后，一般没有再反复，④脑瘤性卒中偏瘫较轻，并常伴有癫痫发作，而脑血管病偏瘫重，癫痫发生率很低或没有，⑤脑瘤性卒中眼底检查视盘水肿较重，且常呈进行性加重；而脑血管病视盘往往没有水肿或水肿较轻，多数经治疗后很快消失，⑥脑瘤性卒中多有头痛，呕吐等颅内压增高的病史，并且逐渐加重，而脑血管病多为急性发病，既往一般没有颅内压增高的病史，⑦脑瘤性卒中一般而言，发病相对较慢，症状多为持续性，进行性加重；而脑血管病发作性疾病，发病相对较急，⑧脑 CT 平扫和强化，以及脑 MRI 检查可明确诊断。

3、与其他昏迷的鉴别

昏迷病人应与一氧化碳中毒、肝昏迷，尿毒症、低血糖等引起的意识障碍相鉴别。主要详细询问病史，体征以及 CT、脑脊液等检查。血液系统疾病如白血病、血小板减少性紫癜、再生障碍性贫血等，可以出现颅内出血，当怀疑有这些原因的时候需要仔细检查，排除其他原因引起的类似症状。

（1）一氧化碳中毒：诊断主要应依靠详细的病史资料，必要时检查血液碳氧血红蛋白浓度，呈阳性反应可确诊。早期脑 CT 扫描或脑 MRI 检查有一定的鉴别诊断意义。

（2）肝性昏迷：肝性昏迷即肝性脑病，是由于急、慢性肝细胞功能衰竭，或广泛门一腔侧支循环形成，或门一腔静脉分流术后，使来自肠道的有毒分解产物（氨、胺等）绕过肝脏而经门一腔分流进入体循环，产生中枢神经系统的功能障碍。而引起精神神经症状或昏迷。

（3）尿毒症：尿毒症是慢性肾功能不全最严重的并发症。

①常见原因：各型原发性肾小球肾炎。继发性肾小球肾炎，如狼疮肾、紫癜肾，以及亚急性感染性心内膜炎引起的肾脏病变等。慢性肾脏感染性疾病，

如慢性肾盂肾炎。代谢病，如糖尿病、肾小球硬化症、高尿酸血症、多发性骨髓瘤。长期高血压及动脉硬化等。

②临床表现为精神萎靡、疲乏、头晕、头痛、记忆减退、失眠，可有四肢麻木、手足灼痛和皮肤痒感，晚期出现嗜睡、烦躁、谵语、肌肉颤动甚至抽搐、惊厥、昏迷。可以伴有胃肠道症状、心血管系统症状、造血系统症状、呼吸系统症状以及皮肤失去光泽、干燥、瘙痒，代谢性酸中毒、电解质平衡紊乱等系列症状。

③神经系统检查，没有定位体征。诊断主要是根据肾脏病史，临床表现和实验室检查可作出诊断。

（4）糖尿病酮症酸中毒：脑血管病患者常伴有糖尿病，所以应注意与糖尿病酮症酸中毒鉴别。

①在糖尿病的基础上，胰岛素治疗中断或不适当减量、饮食不当、创伤、手术、感染、妊娠和分娩等可诱发酮症酸中毒。

②糖尿病酮症酸中毒的实验室检查是尿糖和尿酮体阳性，可伴有蛋白尿和管型尿；血糖明显增高16.7～33.3mmol/L。有时可达55.5mmol/L以上，伴酮体增高，血液的pH值下降，碱剩余负值增大等。

③临床表现和诊断：早期酮症处于代偿性酸中毒阶段，多尿、口渴、多饮等糖尿病症状加重或首次出现。酸中毒到失代偿阶段病情迅速恶化。出现饮食减退、恶心、呕吐、极度口渴、尿量显著增多等症状，常伴有嗜睡、头痛、烦躁、呼吸加快、呼气中含有丙酮如烂苹果味。后期严重失水，尿量减少，皮肤黏膜干燥，弹性差，眼球下陷，眼压低，声音嘶哑，脉细数，血压下降。晚期各种反射迟钝甚至消失，终于昏迷。少数患者可有腹痛，易误诊为急腹病。

④没有神经系统定位体征。

【治疗】

一、西医治疗

急性期以防止继续出血、减轻脑水肿和颅内高压以及防治并发症为主要目标。

（一）内科治疗

1. 一般治疗 主张就近治疗、尽量避免搬动；应保持安静，卧床休息，减少探视；保持呼吸道畅通，及时清理呼吸道分泌物，必要时吸氧；如有高热则应积极降温治疗；加强护理，保持肢体的功能位；有意识障碍、消化道出血宜禁食 24～48h，然后酌情安放胃管鼻饲以保证营养和维持水和电解质平衡。

2 脱水降颅压、控制脑水肿 出血后脑水肿约在 48h 达到高峰，维持 3～5d 后逐渐消退，其间可使颅内压增高或形成脑疝，故应积极控制治疗。常选用：①甘露醇：20% 甘露醇 125～250ml，静脉滴注，每 6～8 小时一次，疗程 7～10d。冠心病、心肌梗死、心力衰竭和肾功能不全者应慎用；②利尿剂：呋塞米较常用，常与甘露醇合用可增强脱水效果，每次 40mg，每日 2～4 次，静脉注射；③甘油：宜在症状较轻或重症的病情好转期使用，10% 复方甘油溶液 500ml，每日 1 次，静脉滴注，3～6h 滴完。用量过大或输液过快时易发生溶血；④20% 人血白蛋白 50～100ml，每日 1 次，静脉滴注，对低蛋白血症病人更适用。⑤地塞米松：通常用药后 12～36h 才显示抗脑水肿作用，但易并发感染、诱发上消化道应激性溃疡、影响血压和血糖的控制，故不主张常规使用。

3 控制高血压 脑出血后血压升高是维持有效脑灌注压所必需的，当颅内压下降时血压也会随之下降，因此通常可不使用降压药，特别是注射利血平等强降压药。如收缩压在 23.9～30.6kpa(180～230mmHg) 或舒张压 14.0～18.6kpa (105～140mmHg)，宜口服降压药；收缩压小于 23.9kpa 或舒张压在 14.0kpa 以内可观察而不用降压药。急性期过后血压持续升高者，应系统抗血压治疗。急性期血压骤然下降提示病情危急，应及时给予多巴胺、间羟胺等降压治疗。

4 并发症的防治 ①感染：如无感染证据，通常可不使用抗生素；并发肺部感染或尿路感染者，可先根据经验选用抗生素治疗，随后根据痰培养、尿培养或者血培养以及药物敏感试验结果来进一步调整；同时加强口腔和气道护理；痰多不易咳出者可及时行气管插管或者切开术，尿潴留者行留置尿管时应进行膀胱冲洗；②应激性溃疡：预防可用 H_2 受体阻滞剂，如甲氰咪呱每日 0.2～0.4g，静脉滴注；雷尼替丁 150mg 每日 1～2 次，口服，洛赛克每日 20～40mg 口服或静脉注射等；一旦出血应按上消化道出血的常规进行治疗，同时应注意补液或输血以维持正常血容量；③抗利尿激素分泌异常综合征：可加重脑水肿。应限制水的摄入量，每日 800～1000ml，补钠每日 9～12g；低钠血症宜缓慢纠正，否则可导致脑桥中央髓鞘溶解症；④痫性发作：以全面性发作为主。频繁发作者可静脉缓慢推注地西泮 10～20mg，或苯妥英钠 15～20mg/kg 控制发作，不需长期治疗；⑤中枢性高热：物理降温为主，效果不佳时可用多巴胺能受体激动剂如溴隐亭每日 3.75mg，逐渐加量至每日 7.5～15.0mg，分次服用；也可用丹曲林 0.8～2.5 mg/kg，肌肉或静脉给药，6～12h 每日 1 次，缓解后用 100mg，每日 2 次；⑥下肢深静脉血栓形成：可通过被动活动或抬高瘫痪肢体等措施进行预防。一旦发生，可给予普通肝素 100mg 静脉滴注，每日 1 次，或低分子量肝素 4 000 单位，每日 2 次，皮下注射。

（二）外科治疗

少量脑出血多采用内科保守治疗。如出血量大或 CT 证实血肿继续扩大时，应及时手术治疗。

1、手术适应证有：小脑半球出血>10ml 或血肿直径 >75px、蚓部出血>6ml，或血肿破入第四脑室或脑池受压消失者；脑室出血致梗阻性脑积水者；丘脑出血量 >10ml，壳核出血量>30ml，或颅内压明显升高、保守治疗无效的重症患者。

脑桥出血一般不宜手术。禁忌证主要是年龄太大、生命体征不稳定或心肝肾等重要脏器有明显功能障碍者。

2、常用的手术方法有：①开颅血肿清除术；②钻孔扩大骨窗血肿清除术；③锥孔穿刺血肿吸除术；④立体定向血肿引流术；⑤脑室引流术：用于脑室出血。

（三）康复治疗

ICH 后，只要患者的生命体征平衡，病情稳定，停止进展，康复治疗宜尽早进行。患者如有抑郁情绪，及时给予药物治疗和心理支持，如氟西汀 10～20mg，每日一次，口服。

二、中医治疗

（一）急性期治疗

该病在急性期应避免使用峻猛的活血破瘀药，以免加重脑出血。

1、辨证论治

（1）中经络

①痰热腑实证

主证：半身不遂，口舌歪斜，言语謇涩或不语，偏身或单肢麻木，腹胀便干便秘，头晕目眩，咯痰或痰多，舌质暗红，苔黄或苔黄腻，脉弦滑。

治法：通腑泄热化痰。

方药：星蒌承气汤加减。

药物组成：大黄，芒硝，全瓜蒌， 胆南星，枳实，厚朴，竹茹，甘草。

②风火上扰证

主证：半身不遂，口舌歪斜，舌强言謇或不语，偏身或单肢麻木，眩晕头痛，骤然发病，面红目赤，口苦咽干，心烦易怒，大便干结，小便短赤。舌质红或红绛，苔薄黄，脉弦有力。

治法：疏肝泻火，熄风通络。

方药：天麻钩藤饮加减。

药物组成：天麻，钩藤，石决明，黄芩，栀子，朱茯神，夏枯草，菊花，白芍，丹皮，甘草。

（2）中脏腑

①痰火内闭证

主证：起病骤急，神昏或昏愦，半身不遂，鼻鼾痰鸣，肢体强痉拘急，项背身热，躁扰不宁，甚则手足厥冷，肢体抽搐，兼见便干溲闭，舌质红绛，舌苔黄腻而干，脉弦滑数或沉实有力。

治法：清热化痰，醒神开窍。

方药：羚羊角汤加减配合灌服或鼻饲安宫牛黄丸。

药物组成：羚羊角粉，珍珠母，竹茹，天竺黄，石菖蒲，远志，郁金，夏枯草，丹皮，甘草。

②痰湿蒙神证

主证：素体阳虚，湿痰内蕴。急性发病，神昏，半身不遂，肢体松懈，瘫软不温，甚则四肢逆冷，面白唇暗，痰涎壅盛，舌质暗淡，苔白腻，脉沉滑或沉缓。

治法：豁痰熄风，辛温开窍。

方药：涤痰汤加减配合灌服或鼻饲苏合香丸。

药物组成：半夏，橘红，茯苓，胆南星，竹茹，石菖蒲，远志，炒枳实，天麻，钩藤，甘草。

③元气败脱证

主证：突然神昏或昏愦，目瞪口张，鼻鼾息微，手撒肢冷，汗多，甚则周身湿冷，肢体瘫软，二便失禁，舌萎，舌质紫暗，苔白腻，脉沉缓或沉微。

治法：回阳救逆，益气固脱。

方药：参附汤合生脉散加味。

药物组成：西洋参，制附子，麦冬，五味子，山茱萸。

（二）恢复期治疗

此阶段应加强康复训练，并配合针灸治疗，以提高疗效。

1、辨证论治

（1）气虚血瘀证

主证：半身不遂，肢软无力，口舌歪斜，言语蹇涩或不语，偏身或单肢麻木， 面色白光 白，气短乏力，自汗出，舌质暗淡，苔薄白，脉沉细或细涩无力。

病机：气虚血瘀，脉阻络痹。

治法：益气养血，化瘀通络。

方药：补阳还五汤加减。

药物组成：黄芪，当归，赤芍，川芎，桃仁，红花，地龙，桂枝，鸡血藤，木瓜，甘草。

（2）阴虚风动证

主证：半身不遂，患肢僵硬拘挛，口舌歪斜，言语蹇涩或不语，偏身或单肢麻木，眩晕耳鸣，手足心热，舌质红绛或暗红，苔少或无苔，脉细弦或细弦数。

半身不遂，变形，舌强不语，或偏瘫，肢体肌肉萎缩，舌红脉细，或舌淡红，脉沉细。

治法：滋阴潜阳，熄风通络。

汤药：镇肝熄风汤加减。

药物组成：白芍，天冬，玄参，龟鳖，龙骨，牡蛎，代赭石，川牛膝，当归，天麻，钩藤，菊花，甘草。

（3）风痰瘀阻证

主证：半身不遂，口舌歪斜，舌强言謇或不语，偏身或单肢麻木，头晕目眩，舌质暗淡，舌苔白或白腻，脉弦滑。

治法：熄风化痰，活血通络。

方药：化痰通络汤加减。

处方：半夏，茯苓，白术，胆南星，天竺黄，天麻，丹参，陈皮，枳实，竹茹，远志，菖蒲，水蛭，赤芍，三七粉，桑枝，鸡血藤，甘草。

第三节　三叉神经痛

【概述】

三叉神经痛是最常见的脑神经疾病，以一侧面部三叉神经分布区内反复发作的阵发性剧烈痛为主要表现. 该病的特点是:在头面部三叉神经分布区域内，发病骤发，骤停、闪电样、刀割样、烧灼样、顽固性、难以忍受的剧烈性疼痛。说话、洗脸、刷牙或微风拂面，甚至走路时都会导致阵发性的剧烈疼痛。疼痛历时数秒或数分钟，疼痛呈周期性发作，发作间歇期同正常人一样。

本病属于中医学头痛、偏头痛、面痛、头风等范畴。

【治疗】

一、西医治疗

原发性三叉神经痛的治疗原则：应在明确诊断后，首选药物治疗，在药物治疗无效后选用非药物治疗。

1、药物治疗

药物治疗必须正规，当药物治疗无效或仅部分有效时，必须重新考虑诊断是否正确。如果诊断正确、用药方法得当或药物毒副作用大，则可改用其他药；如多种药物治疗仍无效，应考虑非药物治疗。

（1）卡马西平：1962 年 Blom 首先报道运用卡马西平治疗面部疼痛。卡马西平是目前治疗三叉神经痛的首选药物。其机制是降低脊髓三叉神经核的神 经元对刺激的反应。初服 200mg，1～2 次/d，症状不能控制时，每天增加 100mg，直至疼痛缓解或出现不良反应。每天最大剂量为 1000～1600mg。不良反应约见于 30%的病例，某些为剂量依赖性，如：头晕、嗜睡、眼球震颤等；另一些为非剂量依赖性，如药物性肝炎、骨髓抑制、 低钠血症、充血性心力衰竭、皮疹等，孕妇忌用。周期性监测血象非常必要，开始 2 个月每周 1 次，以后每年 4 次。剂量调整主要依靠临床症状的缓解程度和是否出 现不良反应，血药浓度测定没有帮助。

（2）苯妥英钠：1942 年 Bergouignan 首先运用苯妥英钠治疗面部疼痛。其机制可能也是降低脊髓三叉神经核的神经元对刺激的反应。目前仅 用于复发或不能耐受卡马西平的病例，200～500mg/d。与抗癫痫治疗不同，血药浓度与疼痛控制的效果不相关。不良反应有皮疹、肝脏损害、骨髓抑制 等。

（3）七叶莲：为木通科野木瓜属又名假荔枝的一种草药。止痛疗效达 60%左右。口服，每次 0.4g，4 次/d。无严重不良反应，少数可有口干、中上腹不适、食欲减退、轻微头昏等，停药后可恢复。与苯妥英钠、卡马西平合用可提高疗效。

（4）巴氯芬：为氨酪酸（GABA）的衍生物。作用机制可能是在氨酪酸（GABA）受体突触前与之结合，抑制兴奋性氨基酸的释放，抑制单突触反射和多突触反射，缓解痉挛状态。5mg/次，3 次/d。常见的不良反应有恶心、皮疹、头昏、嗜睡、肝功能影响、诱发癫痫等。

2. 理　疗：可用间动电（疏密波）疗法或旋磁疗法。也可用激光疗法，采用氦氖激光照射半月神经节。

3. 神经阻滞疗法：当药物治疗无效或有不良反应时，而疼痛严重者可行神经阻滞疗法。最常用的注射药物为无水酒精。三叉神经半月节或周围支，因感觉神经受破坏而止痛。疗效可持续数月至数年，但易复发。

4. 射频电流经皮选择性热凝术：该术优点为可选择性破坏三叉神经的痛觉纤维，而基本上不损害触觉纤维。近期疗效尚可，但容易复发。一般做 1～2 次，间隔 1～2 天。

二、中医治疗

1、对于风邪外袭型

【治法】

治宜活血化瘀，祛风止痛。

【方药】

可采用加味吴茱萸汤（党参、川芎、吴茱萸、白芷、天麻、干姜、薄荷、防风、丹参、香附、赤芍、钩藤、细辛），或可采用白附子、僵蚕、天麻、防风、白芷、细辛、胆南星、地龙、川芎、全蝎。

2、对于肝火上炎型

【治法】

采用滋阴潜阳，降火熄风。

【方药】

可采用全蝎、蜈蚣、僵蚕、地龙、川芎、牛膝、生地、白芍、白术、制川乌、白芷、天麻、制半夏、细辛、钩藤、石决明（先煎）。也可采用白僵蚕、蔓荆子、炒没药、龙胆草、白蒺藜、白芷、白芍、生地黄、石决明（先煎）30g，全蝎、甘草。

3、针灸治疗

（1）普通针刺疗法 针灸治疗在临床上应用方便，安全快捷，副作用小。主穴：风池、翳风、下关、手三里、合谷。配穴：第 1 支疼痛者加太阳，阳白，攒竹，头维。第 2、3 支疼痛者加太阳、四白、下关、听 会、地仓、承浆、迎香。行重刺激法，并留针。

（2）针刺三叉神经周围支 针刺眶上孔，眶下孔、后上齿槽孔及颏孔，直接针刺三叉神经周围支，待出现同侧分支的分布区疼痛及麻胀反应，而获迅速的镇痛效果。所持针刺手法，系提插捻转强刺激，不论阴阳补泻，对初针患者采用卧位，手法宜轻，以免引起晕针，或产生惧怕情绪。

（3）利用蜜蜂针刺疗法：蜜蜂蜇针中含有的蜂针液，对神经系统有明显作用。结合针灸原理取穴治疗，往往会收到良好效果。

第三章　肾内科常见疾病诊疗中西医诊疗与合理用药

第一节　急性肾小球肾炎

【概述】

急性肾小球肾炎（acute glomerulonephritis），即急性感染后肾小球肾炎（acute postinfectious glomerulonephritis），简称急性肾炎。临床上表现为急性起病，以血尿、蛋白尿、水肿、高血压和肾小球滤过率下降为特点。临床上绝大多数属急性链球菌感染后肾小球肾炎。本症是小儿时期最常见的一种肾脏病。年龄以3～14岁多见，2岁以下罕见。男女比例约为2∶1。急性肾小球肾炎常于感染后发病，其最常见的致病菌为β溶血性链球菌，偶见于葡萄球菌，肺炎球菌，伤寒杆菌，白喉杆菌及原虫类如疟原虫，血吸虫和病毒，临床上以急性链球菌感染后肾小球肾炎最为常见，AGN常见于咽部或皮肤A组β溶血性链球菌感染后1～3周出现，极少继发于其他感染（如葡萄球菌，肺炎球菌，C组链球菌，病毒或寄生虫）。

本病应属中医“水肿”范畴。因感受风邪，且病情变化快，又可称为“风水”。

【诊断与鉴别诊断】

一、诊断

（一）症状及体征

1.病史

（1）先驱感染和潜伏期：发病前1～3周常有先驱感染史。潜伏期依不同致病原长短不一，链球菌在咽部感染多数为1～2周，脓皮病常为2~3周。病毒感染者可短至数小时，平均3.2天。

（2）致病源：细菌感染中以溶血性链球菌最为多见，多种病毒、立克次氏体、疟原虫、螺旋体均可致病。

2.临床表现

（1）少尿：初期常有少尿，甚至无尿，严重少尿超过1周时，可有氮质血症甚至发生尿毒症，经2~3周后随尿量增多可自行恢复。

（2）尿异常：几乎全部患者均有肾小球源性血尿，约40%患者有肉眼血尿，可伴有轻、中度蛋白尿，少数患者可呈肾病综合征范围的大量蛋白尿。尿沉渣可有红细胞、白细胞、上皮细胞、颗粒管型和红细胞管型。

（3）水肿：典型者先出现眼睑、面部浮肿及皮肤苍白，水肿迅速扩展到全身，甚至发生腹（胸）水和心包积液。少数病人特别是中老年人，可先出现或仅有下肢水肿。

（4）高血压：约80%患者出现一过性轻、中度高血压，血压增高常与水肿和血尿同时发生，与水钠潴留有关，一般持续3~4周。利尿后血压可逐渐恢复正常。少数患者可出现严重高血压，甚至高血压脑病，表现明显头痛、恶心、呕吐，严重者可见神志障碍。

（5）其他症状：可有腰酸、腰痛、头晕、鼻出血、心悸、乏力、纳呆、腹痛等症状，原发感染存在者伴有发热。

（6）并发症：可并发心力衰竭、高血压脑病、急性肾功能衰竭、继发感染等。

（二）实验室检查

1.尿常规：尿蛋白阳性，1.0～3.0g/24h，尿沉渣一定可见红细胞，尿中白细胞、上皮细胞亦增多，红细胞管型、颗粒管型有诊断意义。

特殊表现：①个别患者表现明显水肿、高血压，甚至发生急性肾功能衰竭，但尿常规检查可无异常。②无蛋白尿性肾炎，仅有血尿或伴管型尿，无蛋白尿。③单纯管型尿，多次尿常规检查，每次只能找到1～2条颗粒管型，余均正常。

2. 血清补体C_3、总补体多降低. 1～2个月恢复正常。

3. 血沉常明显加速，部分患者特别是并发急性心力衰竭时可正常。

4. 咽部链球菌感染后肾炎抗链“O”往往增高，但皮肤感染者一般不升高。

5. 血纤维蛋白原降解产物（FDP）常升高，尿（FDP）可阳性。

6. 严重少尿或尿闭者，血尿素氮及肌酐升高，二氧化碳结合力可降低，在恢复期肾功能多恢复正常。

7. 肾病性肾炎血胆固醇升高，血浆白蛋白降低。

二、鉴别诊断

1. 全身感染性发热疾病：各种感染引起发热时，肾血流量及肾小球通透性可增加，也可出现一过性蛋白尿，此种改变于高热，感染的早期发生，退热后尿液即恢复正常，无急性肾炎综合征的其他症状。

2. 以急性肾炎综合征为表现的多种原发性肾小球疾病：

（1）系膜毛细血管性肾炎：起病过程与本病相似，但低补体血症持续时间较长，且此病无自愈倾向，大量蛋白尿与持续低补体血症是本病特点，肾活检可明确鉴别诊断。

（2）急进性肾炎：起病与急性肾炎相似，但症状更重，多呈进行性少尿，无尿，病情急骤发展，很快出现肾功衰竭，肾活检可及时确诊并与本病相鉴别。

(3)IgA肾病：多于急性上呼吸道感染后1～3天内出现血尿，或伴蛋白尿，血清补体正常，血IgA水平可升高，病情易反复发作。

3.慢性肾小球肾炎急性发作：此类患者既往常有肾脏病和类似发作史，感染后迅速发病，无潜伏期，多伴有贫血，持续高血压及肾功能不全，B超检查示两肾脏缩小。

4.全身系统性疾病：系统性红斑狼疮肾炎，过敏性紫癜肾炎可出现急性肾炎综合征，这两种疾病多有明显的皮肤病损和关节酸痛等关节炎症状，前者血中狼疮细胞及抗DNA抗体阳性，后者束臂试验阳性，只要详细询问病史并进行相关检查，即可作出正确诊断。

【治疗】

一、西医治疗

主要为通过对症治疗正其病理生理过程（如水钠潴留、血容量过大），防治急性期并发症、保护肾功能，以利其自然恢复。

1.急性期应卧床休息：通常需2～3周，待肉眼血尿消失、血压恢复、水肿减退即可逐步增加室内活动量。对遗留的轻度蛋白尿及血尿应加强随访观察而无需延长卧床期，如有尿改变增重则需再次卧床。3个月内宜避免剧烈体力活动。可于停止卧床后逐渐增加活动量，2个月后如无临床症状，尿床基本正常，即可开始半日上学，逐步参加全日学习。

2.饮食摄入量：为防止水钠进一步潴留，导致循环过度负荷之严重并发病，须减轻肾脏负担，急性期宜限制盐、水、蛋白质摄入。对有水肿、血压高者用免盐或低盐饮食。水肿重且尿少者限水。对有氮质血症者限制蛋白质摄入。小儿于短期内应用优质蛋白，可按0.5g/kg计算。注意以糖类等提供热量。

3.感染灶的治疗：对仍有咽部、皮肤感染灶者应给予青霉素或其他敏感药物治疗7～10天。

4.利尿剂的应用：急性肾炎时主要病理生理变化为水分潴留、细胞外流液量扩大，故利尿剂的应用不仅达到利尿消肿作用，且有助于防治并发症。凡经控制水、盐而仍尿少、水肿、血压高者均应给予利尿剂。噻嗪类无效时可用强有力的袢利尿剂如呋塞米和依他尼酸。汞利尿剂一般禁用。

5.降压药的应用：凡经休息、限水盐、利尿而血压仍高者应给予降压药。儿科仍常用利血平，首剂可按0.07mg/kg（每次最大量不超过2mg）口服或肌注，必要时12小时可重复一次。首剂后一般给口服，按每日0.02～0.03mg/kg计算，分2～3次口服。副作用为鼻塞、疲乏、结膜充血、面红、心动过缓等。应避免反复大量注射或与氯丙嗪合用，因偶可发生类帕金森症状，表现为发音不清、不自主震颤、肌张力增高等。利血平效果不满意时可并用肼屈嗪，0.1mg/kg～肌注或0.5mg/kg（kg·d）分次口服，主要副作用有头痛、心率加快、胃肠刺激。血压增高明显，需迅速降压时近年还常用钙通道阻滞剂，如硝苯地平，口服或舌下含眼，20分钟后血压开始下降，1～2小时作用达高峰，持续6～8小时，或用血管紧张素转移酶抑制剂，如卡托普利。发生高血压脑病需紧急降压者可选用下列静脉用药：硝普钠，对伴肺水肿者尤宜，本药作用迅速，滴注后数10秒钟即见效。但维持时间短。停用后3～5分钟作用消失，须维持静点，小儿可给5～20mg，溶于100ml葡萄糖液中，以1μg（kg·min）速度开始，视血压调整滴数。应注意点滴速度、需新鲜配制、输液瓶应黑纸包裹避光。另一静脉快速降压药二氮嗪（二氮嗪，diazoxide）具有直接扩血管作用，用量3～5mg/kg，快速静脉注射，效果不满意时30～60分钟后可重复一次。用后5分钟即达最大降压效果，维持8小时。副作用为偶见恶心、头痛、心悸、一过性室性心律不齐等。既常用的降压药硫酸镁，因已有其他有效药物，且肾功能不全少尿时还镁中毒危险，近年已少用。

6.急性期并发症的治疗：

（1）急性循环充血的治疗：本症主因水钠潴留、血容量扩大而致，故本症治疗重点应在纠正水钠潴留、恢复血容量，而不是应用加强心肌收缩力的洋地黄类药物。除应用利尿剂外必要时加用酚妥拉明或硝普钠以减轻心脏前后负荷，经上述治疗仍未能控制者可行腹膜透析，以及时迅速缓解循环的过度负荷。

（2）高血压脑病的治疗：除以强有效的降压药控制血压外，要注意对症处理。对持续抽搐者可应用安定 0.3mg/（kg·次），总量不超过 20mg，静脉注射，或采用其他止痉药。利尿剂有协助降压的效果，本症常伴脑水肿，宜采用速效有力的利尿剂。

（3）急性肾功能衰竭：见有关章节。

7.其他治疗：一般不用肾上腺皮质激素。对内科治疗无效的严重少尿或无尿、高度循环充血状态及不能控制的高血压可用透析治疗。

二、中医治疗

1、风水相搏

治法：宣肺利水。

方药：越婢加术汤合五皮饮加减。药用陈皮、茯苓皮、桑白皮、大腹皮、生姜皮、牛膝、车前子、麻黄、石膏、白术。外感风寒者和（或）素体阳虚者，可用麻黄附子细辛汤合五味饮，以温阳解表散寒。外感风热者，加连翘、菊花、荆芥以清热解表。此为急则治之法，表证去则应因证治之。

2、脾虚湿困

治法：健脾利水。

方药：防己黄芪汤合春泽汤加减。汉防己、生黄芪、白术、茯苓、猪苓、泽泻、党参、桂枝、生姜、大枣。方中以黄芪益气固表，防己利水湿；白术、甘草培土胜湿，生姜、大枣调和营卫。通过临床观察，慢性肾炎普通型和肾病综合征属脾虚之证者较为多见，因而应用本方的机会也较多。据临床观察，药后患者不仅症状改善，部分患者还可见尿蛋白逐渐减少。应用本方时，黄芪量一般小于 30g，不宜大量。个别病例由于黄芪量大，反见尿量减少，水肿加重。

对于肾炎水肿患者，由于肺脾气虚，表气不固常自汗出而易感风寒者，常以本方合玉屏风散，即本方加防风。为加强防己黄芪汤的利水消肿作用，常于本方加车前子、怀牛膝。春泽汤是在五苓散化气利水的基础上，再加人参以增益气之力，本方气味平淡，无壅中之弊，药后常使尿量增加，而水肿消退。由于本方益气活血、化气利水并进，故可恢复正常的水液代谢。

3、脾肾阳虚

治法：温肾健脾，通阳利水。

方药：偏脾阳虚者， 用实脾饮。制附片、干姜、茯苓、白术、大腹皮、川朴、广藿香、大瓜、甘草、白蔻仁。偏肾阳虚者，用真武汤合五皮饮。制附片、干姜、茯苓、白术、白芍、桑白皮、陈皮、大腹皮、牛膝、车前子。实脾饮真武汤同为温阳利水之剂，二方相较，实脾饮重在温运脾阳，真武汤主要温补肾阳而利水，临床运用时当细微分辨，临床脾肾阳虚往 往并存，再者，脾阳虚，肾阳虚，两者相互影响。临床治脾不宜忘肾，温先天以暖后天，治肾不宜忘脾，温后天以暖先天。故两方临床上需结合化裁，以治脾肾阳虚水肿症。两方皆为辛温助阳散寒利水之剂，水肿消其大半，则应用真武汤为济生肾气丸法，以阴阳双补，阴中求阳。化气行水，勿致辛温劫伤真元。

第二节　慢性肾小球肾炎

【概述】

慢性肾小球肾炎简称慢性肾炎，系指蛋白尿、血尿、高血压、水肿为基本临床表现，起病方式各有不同，病情迁延，病变缓慢进展，可有不同程度的肾功能减退，具有肾功能恶化倾向和最终将发展为慢性肾衰竭的一组肾小球病。由于本组疾病的病理类型及病期不同，主要临床表现可各不相同。疾病表现呈多样化。 慢性肾炎是一组多病因的慢性肾小球病变为主的肾小球疾病，但多数患者病因不明。有明显高血压、水肿者或短期内有肾功能减退者，应卧床休息，并限制食盐的摄入量至2～3g。对尿中丢失蛋白质较多，肾功能尚可者，宜补充生物效价高的动物蛋白，如鸡蛋、牛奶，已有肾功能减退者（内生肌酐清除率在30ml/min左右），应适量限制蛋白质在30g左右，必要时加口服适量必需氨基酸。

本病中医属“水肿”“腰痛”范畴。

【诊断与鉴别诊断】

一、诊断

（一）症状及体征

慢性肾小球肾炎可发生于任何年龄，但以青、中年男性为主。起病方式和临床表现多样。多数起病隐袭、缓慢，以血尿、蛋白尿、高血压、水肿为其基本临床表现，可有不同程度肾功能减退，病情迁延、反复，渐进性发展为慢性肾衰竭。肾功能正常或轻度受损（肌酐清除率下降或轻度氮质血症），这种情况可持续数年，甚至数十年，肾功能逐渐恶化并出现相应的临床表现（如贫血、血压增高等），进入尿毒症。

（二）辅助检查

1.尿常规检查：多为轻度尿异常，尿蛋白常在1～3g/d，尿沉渣镜检红细胞可增多，可见管型。

2.肾功能检查：血肌酐正常或轻度升高，尿素氮可有轻度或中度升高。

二、鉴别诊断

在鉴别诊断上需与慢性肾盂肾炎，慢性肾间质肾炎，狼疮性肾炎，紫癜性肾炎和遗传性肾炎等相鉴别。

【治疗】

一、西医治疗

（一）一般治疗：患者无明显水肿、高血压、血尿和蛋白尿不严重，无肾功能不全表现，可以自理生活，甚至可以从事轻微劳动，但要防止呼吸道感染，切忌劳累，勿使用对肾脏有毒性作用的药物。有明显高血压、水肿者或短期内有肾功能减退者，应卧床休息，并限制食盐的摄入量至 2～3g。对尿中丢失蛋白质较多，肾功能尚可者，宜补充生物效价高的动物蛋白，如鸡蛋、牛奶、鱼类和瘦肉等，已有肾功能减退者（内生肌酐清除率在 30ml/min 左右），应适量限制蛋白质在 30g 左右，必要时加口服适量必需氨基酸。

（二）激素、免疫抑制剂治疗

（三）对氮质血症处理：

1. 短期内出现氮质血症或第一次出现，或在近期有进行性升高者均应卧床休息、限制过多活动。

2. 饮食与营养：对无明显水肿和高血压者不必限制水分和钠盐摄入，适当增加水分以增加尿量十分重要。对轻、中度氮质血症患者不限制蛋白质摄入，以维持体内正氮平衡，特别是 每日丢失蛋白质量较多的患者更应重视。对大量蛋白尿伴轻度氮质血症时可增加植物蛋白如大豆等。重度氮质血症或近期内进行性氮质血症者适当限制蛋白质摄入。

3. 关于尿量与尿渗透浓度：一般慢性肾炎氮质血症患者尿渗透浓度常在 400mOsm/L 或以下，若每日尿量仅 1L，则不足排出含氮溶质，故应要求尿量在 1.5L 或以上，适当饮水或喝淡茶可达到此目的，必要时可间断服用利尿剂。

4. 控制高血压：慢性肾炎氮质血症和肾实质性高血压常提示预后不良，持续或重度肾性高血压又可加重氮质血症。用一般降压药虽可降低外周血管阻力但不一定就降低肾小球内血管 阻力。肾小球入球和出球小动脉阻力增强使肾小球滤过功能降低。钙通道阻断剂如硝苯地平等能否降低肾小球内压力保护肾功能尚有异议，现已公认血管紧张素转换 酶抑制剂不仅降低外周血管阻力，它尚可抑制组织中肾素-血管紧张素系统，降低肾小球、出球小动脉张力，改善肾小球内血流动力学改变的作用，ACEI 尚使组织 织内缓激肽降解减少，缓激肽扩张效果增强。缓激肽尚可刺激细胞膜磷脂游离出花生四烯酸，促进前列腺素生成又增强血管扩张的效应。

ACEI 尚抑制血管紧张素Ⅱ对肾小球系膜细胞收缩作用。这些作用机理反映在肾组织内，可改善肾小球内血流动力学。对中、重度高血压，心脏肥厚患者使 用 ACEI 尚可减少或抑制血管紧张素Ⅱ促心肌、血管平滑肌增生肥大和血管壁中层增厚的作用，此对防止慢性肾炎高血压患者血管壁增厚和心肌细胞增生肥大十分 有助。但 ACEI 引起肾小球出球小动脉张力降低，有时可使 GFR 下降，故在氮质血症时使用 ACEI 剂量不宜过大，且应密切观察肾功能，更不宜使用保钾利尿 剂，以免发生高钾血症。常用药物为卡托普利 12.5～25mg 一次，每日 2～3 次，或贝那普利（贝那普利）每日 1～2 次，每次 10mg，或依那普利 10mg，每日 1 次。或西那普利 2.5～5mg，每日一次，贝那普利、西那普利与依那普利为长效 ACEI，若未能控制高血压可加用氨氯地平（落户 喜）5～10mg 每日 1～2 次。

5. 肾病综合征治疗过程中出现氮质血症的处理：慢性肾炎肾病型水肿期和水肿消退期 GFR 常有不同程度降低。它与下列因素有关：①病理活动性病变程度。②肾间质水肿。③肾小球超滤系数减少。④血容量减少 （7%～38%病例）。⑤较大量激素应用引起体内高分解代谢。⑥对肾脏有损害药物的应用。⑦间质性肾炎。⑧肾静脉血栓形成。临床上及时判断原因常不容易， 除①、⑥和⑦项须及时处理外，其他若无感染情况，有时需耐心等待，不能过分积极，合并急性间质性肾炎，无论是疾病本身免疫反应，药物过敏反应使用短程偏大 剂量激素常可降低氮质血症应及时处理。

6. 抗凝治疗：我院对400多例各种病理类型肾小球肾炎伴高凝状态及肾内纤维蛋白样坏死者联合应用肝素50～80mg/日和尿激酶2万～8万u/d静脉滴注（2～8周）的 治疗，肾功能常有不同程度的改善，无一例发生严重的出血。对顽固性或难治性肾静脉血栓形成者，经肾动、静脉插管技术注射尿激酶20万u治疗肾静脉血栓形成 取得良好疗效。

7. 高尿酸血症的处理：少数慢性肾炎氮质血症患者合并高尿酸血症。血尿酸增高与内生肌酐清除率降低并不成比例，说明高尿酸血症不是氮质血症的结果，使用别嘌呤醇降低血尿酸可改善肾功能，但剂量宜小，用药时间要短，减药要快。不宜用增加尿酸排泄的药物。

8. 其他：肾小球肾炎时肾组织中浸润的炎症细胞可产生大量氧自由基，肾小球系膜细胞受到免疫复合物，膜攻击复合物和血小板激活因子等刺激也可产生活性氧。氧自由基可 直接损伤或通过膜脂质过氧化反应破坏肾小球基膜、上皮细胞。此外，许多肾小球疾病患者抗氧化能力低下，表现为血抗氧化酶如血清超氧歧化酶减少和抗氧化剂维 生素B2、E及锌和硒等降低。因此，临床上如何抑制肾组织氧自由基产生，需否应用抗氧化剂、用哪种抗氧化剂为好均值得进一步观察和积累经验。慢性肾炎肾病综合征常伴有不同程度高脂血症。已知高胆固醇血症特别是低密度脂蛋白变质可引发肾组织产生脂质过氧化物，加速肾小球硬化和肾小管损伤。提高血白蛋白水平可降 低血脂浓度。总之，慢性肾炎氮质血症患者是站在走向慢性肾衰竭病情稳定的十字路口上，对短期内进行性的氮质血症或第一次出现的氮质血症应仔细寻找原因，切勿简单地认为是慢性肾炎发展的阶段。不少病例在去除诱发因素后，在相当长时期内尚可保持良好的肾功能。

二、中医治疗

（1）水肿期：①风水相搏：治法：宣肺利水。

方药：越婢加术汤合五皮饮加减。药用陈皮、茯苓皮、桑白皮、大腹皮、生姜皮、牛膝、车前子、麻黄、石膏、白术。外感风寒者和（或）素体阳虚者，可用麻黄附子细辛汤合五味饮，以温阳解表散寒。外感风热者，加连翘、菊花、荆芥以清热解表。此为急则治之法，表证去则应因证治之。

②脾虚湿困：治法：健脾利水。

方药：防己黄芪汤合春泽汤加减。汉防己、生黄芪、白术、茯苓、猪苓、泽泻、党参、桂枝、生姜、大枣。方中以黄芪益气固表，防己利水湿，白术、甘草培土胜湿，生姜、大枣调和营卫。通过临床观察，慢性肾炎普通型和肾病综合征属脾虚之证者较为多见，因而应用本方的机会也较多。据临床观察，药后患者不仅症状改善，部分患者还可见尿蛋白逐渐减少。应用本方时，黄芪量一般小于 30g，不宜大量。个别病例由于黄芪量大，反见尿量减少，水肿加重。对于肾炎水肿患者，由于肺脾气虚，表气不固常自汗出而易感风寒者，常以本方合玉屏风散，即本方加防风。为加强防己黄芪汤的利水消肿作用，常于本方加车前子、怀牛膝。春泽汤是在五苓散化气利水的基础上，再加人参以增益气之力，本方气味平淡，无壅中之弊，药后常使尿量增加，而水肿消退。由于本方益气活血、化气利水并进，故可恢复正常的水液代谢。

③脾肾阳虚： 治法：温肾健脾，通阳利水。

方药：偏脾阳虚者，用实脾饮。制附片、干姜、茯苓、白术、大腹皮、川朴、广藿香、大瓜、甘草、白蔻仁。偏肾阳虚者，用真武汤合五皮饮。制附片、干姜、茯苓、白术、白芍、桑白皮、陈皮、大腹皮、牛膝、车前子。实脾饮与武汤同为温阳利水之剂，二方相较，实脾饮重在温运脾阳，真武汤主要温补肾阳而利水，临床运用时当细微分辨，临床脾肾阳虚往往并存，再者，脾阳虚，肾阳虚，两者相互影响。临床治脾不宜忘肾，温先天以暖后天，治肾不宜忘脾，温后天以暖先天。故两方临床上需结合化裁，以治脾肾阳虚水肿症。两方皆为辛温助阳散寒利水之剂，水肿消其大半，则应用真武汤为济生肾气丸法，以阴阳双补，阴中求阳。化气行水，勿致辛温劫伤真元。

④气滞水停：治法：行气利水。

方药：导水茯苓汤加减。茯苓、泽泻、麦冬、白术、桑白皮、紫苏叶槟榔、木瓜、大腹皮、陈皮、砂仁、木香、灯心草。本方是行气利水的代表方剂，主要用于肾炎水肿证属气滞壅塞不通，水道因之不利。宗“气行则水行”之旨，本方行气与利水并进，行气之中又重在宣降肺气及疏理脾气，俾肺得清肃，脾能健运，则水湿自去。方中桑白皮清肃肺气，大腹皮、槟榔宽中导滞，陈皮、砂仁、木香、紫苏叶，斡旋中焦气机，茯苓、泽泻、灯草淡渗利水，白术、木瓜燥湿醒脾，麦冬清热养阴，以防利水伤阴。气滞水肿者运用本方后常使尿量骤增，水肿迅速退。

⑤湿热蕴结：治法：清热利水。

方药：三仁汤加减。淡竹叶、川朴、滑石、通草、法半夏、白蔻仁。薏米、杏仁、车前子、白茅根。本方以杏仁升宣肺气，蔻仁芳香化湿畅口，薏米渗湿导下，配以半夏、川朴苦温除湿，通草、滑石、竹叶清利湿热。共奏宣化畅中，清热利湿之效。淡竹叶虽利尿作用弱，但增加尿中氯化物的作用较猪苓、黄芪、木通还强。滑石、通草有明显的利水作用。此处不用疏凿饮子，八正散清热利水者，缘慢性肾炎，正气多虚，不耐损害也，此处取三仁汤芳香清化、使气清湿去，而无苦寒伤阴败胃之弊。

⑥血瘀停滞：治法：活血利水。

方药：当归芍药散加减。当归、川芎、赤芍、茯苓、泽泻、白术、怀牛膝、车前子。当归芍药散出自《金匮要略》、是治疗瘀血水肿的代表方剂。一是水肿患者有瘀血的指征，如面唇发暗、舌暗或有瘀斑等，二是女性肾炎水肿者，常有痛经及月经不调史，如月经后期，量少色暗有块等。且水肿常于经前加重。

本方以当归、赤芍、川芎养血调肝活血，以白术健脾运湿，茯苓、泽泻渗湿泄浊，如此肝脾两调，活血利水并进，药后常瘀血去，肿渐消，现代药理研究证实：当归、川芎、赤芍具有扩张血管、抗栓、抗凝的作用，而茯苓、泽泻具有很好的利尿消肿作用。

⑦阴虚水肿：治法：养阴利水。

方药：猪苓汤：猪苓，茯苓、泽泻、滑石、阿胶、怀牛膝、车前子。猪苓汤为育阴利水的代表方剂，主要适用于湿热蕴结阴液亏虚者，本方以猪苓、茯苓甘淡利水，泽泻咸寒碜泄肾浊，滑石利水，阿胶滋阴清热，全方共奏滋阴利水之功效。药理研究证实：本方具有利尿、调整机体内水液代谢、改善血液循环和血液动力等功效。低蛋白血症、水肿甚者，方中可重用阿胶至30g，《医学衷中参西录》有重用阿胶治阴虚水肿的记载，亦可加用鳖甲、龟板等，以滋阴充脉利水。根据病情需要，有时可将两法或三法合用，如导水茯苓汤是宣肺利水与行气利水合用。有时是先攻后补，有时攻补兼施，方能取得较好疗效。

（2）水肿消退期：①脾肾气虚：治法：益气健脾、固肾摄精。

方药：补中益气汤加减。黄芪、人参、白术、当归、陈皮、柴胡、升麻、甘草、菟丝子、山萸、怀牛膝、桑螵蛸。补中益气汤是调补脾肾、益气升阳、甘温除热的代表方剂。对于慢性肾炎证属脾气虚者，常选用本方。方中黄芪、人参健脾益气，白术健脾化湿，陈皮理气和胃以防补而壅滞，气血同源，气虚易致血虚，故用当归以补血。柴胡、升麻益气提升，甘草调和诸药。本方益脾气而无补肾之功，故加菟丝子、淮牛膝滋补肾精，山萸肉、桑螵蛸温肾固摄涩精。肾气虚明显者，加用水陆二仙丹、药用金樱子、芡实等以补肾固精。气虚夹瘀者，加桂枝茯苓丸，益气补肾、活血化瘀。

②脾肾阳虚：治法：温补脾肾。

方药：济生肾气汤。生地、丹皮、茯苓、泽泻、山药、山萸肉、制附片、肉桂、牛膝、车前子。济生肾气汤是温补脾肾的常用方剂。该方具有温补脾肾化气行水之功。用于慢性肾炎证属脾肾阳虚者，每能取得较好疗效。方中以肾气丸补益肾阳，加牛膝、车前子利水渗湿，方中附子不仅温肾阳，而且可助脾阳。现代药理研究证实：本方具有扩张外周血管。降低血压、抗炎、利水等功效。若脾阳虚明显者，去肉桂加桂枝、党参、生姜以辛甘温脾助肾。

③肝肾阴虚：治法：滋养肝肾。

方药：六味地黄汤。生地、山药、山萸肉、丹皮、茯苓、泽泻。六味地黄汤是滋补肝肾的基础方剂，也是当代治疗肾炎证属肾阴亏虚公认的常用方，方中重用地黄滋养肾阴为主药，辅以山萸肉、山药兼顾肝、脾之阴，以泽泻、茯苓、丹皮为佐，渗湿泻火，本方的组成特点是以补为主，补中有泻，寓泻于补，通补开合，相辅相成。我们临床上常以生地易熟地，因为阴虚易生内热，生地性寒，在滋阴补肾的同时，兼具清热之功，且其滋腻碍胃之弊亦逊于熟地，故选生地较熟地更适宜。生地用量一般为15～30g。如肝肾阴虚，肝阳上亢，表现为头晕、胀痛、两耳轰鸣者，加菊花、枸杞、夏枯草、刺蒺藜，即杞菊地黄丸加夏枯草、刺蒺藜以滋阴平肝，舌燥咽干为主症者，可用本方加麦冬、五味子、忍冬藤，即麦味地黄丸加忍冬藤，兼夹湿热者，加石韦、滑石、车前子、白花蛇舌草、白茅根等清利湿热，兼夹瘀血者，合血府逐瘀汤加减，滋阴补肾，活血化瘀。

④气阴两虚：治法：益气养阴。

方药：参芪地黄汤。人参、黄芪、生地、丹皮、生地、山萸肉、茯苓、泽泻生姜、大枣。参芪地黄汤是治疗慢性肾炎证属气阴两虚的常用方剂。本方即六味地黄汤加人参、黄芪而成。方以人参、黄芪益气健脾，六味地黄汤滋养肾阴，共扶气阴两虚之本。

第三节 急性肾功能不全

【概述】

急性肾衰竭（acute renal failure，ARF）简称急肾衰，属临床危重症。该病是一种由多种病因引起的急性肾损害，可在数小时至数天内使肾单位调节功能急剧减退，以致不能维持体液电解质平衡和排泄代谢产物，而导致高血钾，代谢性酸中毒及急性尿毒症综合征，此综合征临床称为急性肾功能衰竭。狭义的急性肾衰竭是指急性肾小管坏死。广义的 ARF 按病因可分为 3 种：即肾前性，肾后性、肾实质性急性肾衰竭。），按临床表现 ARF 又可分为少尿型与非少尿型以及高分解型，住院病人急性肾衰竭的发病率约为 5%，至今其病死率仍高达 50%左右。

【诊断与鉴别诊断】

一、诊断

诊断 ARF 时应首先从临床入手，确定 ARF 是少尿型，非少尿型，还是高分解型，然后再弄清其原因是肾前性，肾性还是肾后性，最终明确病因，本病根据原发病因，结合相应临床表现和实验室检查，一般不难做出诊断。

1.诊断要点

（1）存在引起急性肾衰竭的病因，如血容量减少，肾毒性药物使用，重症感染。

（2）尿量显著减少：突发性少尿（<250ml/m2）或无尿（<50ml/m2）及水肿，血压升高，血尿等临床表现，个别尿量不减少者为非少尿型急性肾衰。

（3）尿液检查可有蛋白尿，血尿及尿比重降低。

（4）氮质血症：血清肌酐（Scr）>176mol/L，BUN>15mmol/L，或每天 Scr 增加>44～88μmol/L 或 BUN 增加>3.57～7.5mmol/L，测肾小球滤过率（如内生肌酐清除率）Ccr 常<30ml/(min·1.73m2)，尿素氮 氮，肌酐进行性升高，通

常每天尿素氮可升高 3.6～10.7μmol/L，血肌酐可增加 88.4～176.8μmol/L，常有酸中毒，水电解质紊乱等表 现。

(5)B 超提示双肾多弥漫性肿大或正常。

(6)ARF 临床分期及表现：

少尿期：少尿或无尿，伴氮质血症，水过多（体重增加，水肿，高血压，脑水肿），电解质紊乱（高血钾，低血钠，高血磷，低血钙等），代谢性酸中毒，并可出现循环系统，神经系统，呼吸系统和血液系统多系统受累的表现。

多尿期：尿量渐多或急剧增加（>2500ml/m^2），水肿减轻，氮质血症未消失，甚至轻度升高，可伴水，电解质紊乱等表现。

恢复期：氮质血症恢复，贫血改善，而肾小管浓缩功能恢复较慢，约需数月之久，以上是诊断急性肾衰竭的可靠依据。

2.AFP 的诊断思路：临床上要正确诊断 AFP 还应参考按下列思路进行：

（1）区分急性肾衰竭与慢性肾衰竭：如临床上病史不清，缺乏动态观察资料，就诊时即表现为肾衰竭者，需认真鉴别是急性肾衰竭（ARF）还是慢性肾衰竭（CRF），下列方法对鉴别有益。

①病史资料：夜尿量增多超过全天量的 1/2，或夜尿次数增多（此种情况需除外前列腺肥大等影响因素），既往肾脏病，高血压，蛋白尿史，往往提示慢性肾衰竭，若短期内尿量进行性减少，或近期有明确的肾毒性药物应用史，或有明显的体液丢失则提示急性肾衰竭的可能。

②化验检查：贫血可见于慢性肾衰竭，也可见于肾小球性或肾血管性急性肾衰竭，而肾小管性 ARF 多无贫血，因此不伴贫血的肾衰竭多为肾小管性 ARF，急性肾衰竭多无明显的钙磷代谢异常。

③B 超检查：肾脏体积大小对鉴别 ARF 和 CRF 意义重大，操作方便，一般情况下，肾脏体积增大提示为 ARF，此时需除外早期糖尿病肾病，肾脏淀粉样 变

等；若肾脏体积明显缩小，诊断 CRF 无疑，肾实质厚度，肾实质回声及肾内结构对鉴别诊断亦有重要参考价值，须注意超声检查主观性较强，应由操作熟练，经 验丰富者完成，必要时应重复此项检查，若肾脏体积及肾实质厚度接近正常，鉴别困难，须借助其他检查。

④指甲肌酐测定：指甲肌酐可反映近 3 个月来的血肌酐水平，对鉴别急，慢性肾衰竭有重要参考价值，适用于肾脏体积正常，从病史资料又难以鉴别的肾衰竭患者，指甲肌酐升高提示为慢性肾衰竭。

⑤肾活检：肾衰竭时行肾穿刺活检应严格把握指征，充分评估肾穿刺的获益和风险，操作前充分控制血压，纠正凝血功能异常，病理诊断对鉴别急，慢性肾衰竭，明确急性肾衰竭的类型，指导治疗，判断预后有非常重要的意义，慢性肾衰竭表现为硬化性肾炎，肾小球硬化，肾间质纤维化，急性肾衰竭则可有新月体肾炎，肾小管坏死或间质性肾炎等表现。

（2）区分肾实质性 ARF 与肾前性，肾后性 ARF：因 3 种 ARF 的治疗，预后截然不同，鉴别诊断十分重要。

①肾前性 ARF 具有以下特点：A. 存在脱水，失血，休克，心衰的基础病因，B. 尿素氮/肌酐比值升高，这是由于两种代谢产物在肾脏排泄的机制不同所致，C. 尿量减少，尿比重升高，尿钠排泄减少，D. 补液试验，具体方法为 1h 内给予 5%的葡萄糖注射液 1000ml 静脉滴注，观察 2h 若尿量增至 40ml/h，提示为肾前性 ARF。

尿诊断指数对鉴别肾前性 ARF 与急性肾小管坏死有一定帮助，应用尿诊断指数进行鉴别诊断时，应注意以下两点：应用利尿药后可使尿钠排出增多，故此时 不可依靠尿钠排出量及钠排泄分数作为诊断依据；有蛋白尿或糖尿者及应用甘露醇，葡萄糖酐或造影剂后，均可使尿比重及尿渗透压升高，故不应作为诊断依据。

②肾后性 ARF 的特点：

A. 存在尿路梗阻因素；

B. 表现为突然无尿或无尿与多尿交替出现；

C. 影像学检查发现结石，梗阻，反流等表现。

若能除外肾前性及肾后性 ARF，则为肾实质性 ARF。

③肾实质性 ARF 的特点：首先要明确其病变部位，常见的肾实质性 ARF 根据病变部位可分为 4 种。

A. 肾小球性 ARF：见于急进性肾炎及重症急性肾炎，表现为大量蛋白尿，镜下血尿，肾功能恶化的进展速度相对较慢，常伴有高血压，病史中往往缺少肾缺血或药物过敏等诱发因素。

B. 肾血管性 ARF：见于肾脏小血管炎或微血管病，可表现为血尿，蛋白尿，但肾外表现常见，如肺部病变，外周神经损害等，常有发热，乏力等非特异症状，血沉增快，贫血。

C. 肾小管性 ARF：即急性肾小管坏死，常有肾脏缺血，中毒等明显诱因，如脱水，休克，应用肾毒性药物等，肾功能恶化迅速，常在数小时至数天发展为 ARF，多无血尿，蛋白尿，贫血等表现。

D. 肾间质性 ARF：多由药物过敏或感染引起，常有明确的用药史，可伴有全身过敏表现，肾小管功能损伤较重，常伴有肾性糖尿，尿比重下降，白细胞尿等表现，另外，肾皮质坏死，妊娠脂肪肝，急性肾乳头坏死常有明确诱因，诊断不难。

二、鉴别诊断

1. 肾前性急性肾衰竭的鉴别诊断：在低血容量状态或有效循环容量不足的情况下，可以出现肾前性 ARF，此时如果及时补充血容量，肾功能可快速恢复，补液试验可资鉴别，此时尿沉渣检查往往改变轻微，尿诊断指数对鉴别诊断有较大意义。

2.尿路梗阻性急性肾衰竭的鉴别诊断：具有泌尿系结石，肿瘤，前列腺肥大或膀胱颈口硬化等原发病表现，影像学检查可见肾盂，输尿管扩张或积液，临床上可有多尿与无尿交替出现，鉴别诊断往往不难。

3.肾内梗阻性急性肾衰竭的鉴别诊断：高尿酸血症，高钙血症，多发性骨髓瘤等疾病伴急性肾衰竭时，常为管型阻塞肾小管致肾内梗阻引起，检查血尿酸，血钙及免疫球蛋白，轻链水平，有助于做出鉴别诊断。

4.急性肾小管坏死的鉴别诊断：往往由于肾脏缺血，中毒引起，常见原因为有效容量不足致肾脏较长时间的缺血，可见于大手术，创伤，严重低血压，败血症，大出血等多种情况；肾毒性物质主要包括氨基糖苷类抗生素，利福平，非类固醇类消炎药，造影剂等药物的使用，接触重金属及有机溶剂，或蛇毒，毒蕈，鱼胆等生物毒素也是急性肾衰竭中最常见的类型，在临床上往往经历典型的少尿期，多尿期等过程，不同药物引起的 ARF 各有不同特点，把握其特点对鉴别诊断有较大帮助。

5.肾小球疾病所致急性肾衰竭的鉴别诊断：见于急进性肾小球肾炎，急性重症链球菌感染后肾小球肾炎以及各种继发性肾脏疾病，此类患者往往有大量蛋白尿，血尿明显，抗中性粒细胞细胞质抗体，补体，自身抗体等检查有助于鉴别诊断。

6.肾脏血管疾病所致急性肾衰竭的鉴别诊断：溶血性尿毒症综合征，血栓性血小板减少性紫癜，恶性高血压均可以导致 ARF，溶血性尿毒症综合征常见于儿童，而血栓性血小板减少性紫癜常有神经系统受累，恶性高血压根据舒张压超过 130mmHg，伴眼底Ⅲ级以上改变，诊断不难。

（1）急性肾静脉血栓形成，特别是双侧肾静脉主干血栓可并发 ARF，此类患者往往表现为突发腰痛，腹痛，血尿加重，尿蛋白突然增加等，B 超，血管造影等可明确诊断。

（2）肾动脉血栓及栓塞可见于动脉粥样硬化，大动脉炎，心房纤颤栓子脱落等，表现为突发胁肋部疼痛，腰痛，血尿及酶学改变，肾动脉造影可明确诊断。

7. 肾间质疾病所致急性肾衰竭的鉴别诊断：急性间质性肾炎是导致 ARF 的主要原因之一，约 70%是由于药物过敏引起，可占到全部 ARF 的 30%左右，这种患者在临床上药物过敏的全身表现，如发热，皮疹等，可有尿白细胞尤其是嗜酸性粒细胞增多，血常规可见嗜酸性粒细胞增多，血 IgE 升高等表现，另外多种病原微生物的感染，也可以引起急性间质性肾炎。

8. 肾病综合征并急性肾衰竭的鉴别诊断：肾病综合征是肾脏疾病中常见的临床症候群，常存在严重低蛋白血症，有效血容量下降，此类患者出现 ARF 有以下可能：

（1）肾前性 ARF。

（2）药物相关的 ARF，尤其在使用抗生素，血管紧张肽转换酶抑制药的情况下。

（3）肾脏病变加重，出现新月体肾炎等表现。

（4）双侧肾静脉血栓形成。

（5）特发性 ARF，常见于微小病变，轻度系膜增生性肾小球肾炎，需除外上述原因可以诊断，预后较好。

9. 妊娠期急性肾衰竭的鉴别诊断：妊娠期 ARF 多由于血容量不足，肾血管痉挛，微血管内凝血或羊水栓塞等原因引起，可表现为先兆子痫，肾皮质坏死，妊娠期急性脂肪肝或产后特发性肾衰竭，由于发生在孕期或产褥期，鉴别诊断不难。

【治疗】

一、西医治疗

急性肾功能衰竭总的治疗原则是去除病因，维持水、电解质及酸碱平衡，减轻症状，改善肾功能，防止并发症发生。对肾前性 ARF 主要是补充液体、纠正细胞外液量及溶质成分异常，改善肾血流，防止演变为急性肾小管坏死。对肾后性 ARF 应积极消除病因，解除梗阻。无论肾前性与肾后性均应在补液或消除梗阻的同时，维持水电解质与酸碱平衡。对肾实质性 ARF，治疗原则如下：

1.少尿期的治疗：少尿期常因急性肺水肿、高钾血症、上消化道出血和并发感染等导致死亡。故治疗重点为调节水、电解质和酸碱平衡，控制氮质潴留，供给适当营养，防治并发症和治疗原发病。

（1）卧床休息：所有明确诊断的患者都应严格卧床休息。

（2）饮食：不能进食者尽量利用胃肠道补充营养，给予清淡流质或半流质食物为主。酌情限制水分、钠盐和钾盐。早期应限制蛋白质（高生物效价蛋白质 0.5g/kg），重症患者常有明显胃肠道症状，从胃肠道补充部分营养先让患者胃肠道适应，以不出现腹胀和腹泻为原则。然后循序渐进补充部分热量，以 2.2～4.4kJ/d（500～1000Kcal）为度。过快、过多补充食物多不能吸收，易导致腹泻。

（3）维护水平衡：少尿期患者应严格计算 24h 出入水量。24h 补液量为显性失液量及不显性失液量之和减去内生水量。显性失液量系指前一天 24h 内的尿量、粪、呕吐、出汗、引流液及创面渗液等丢失液量的总和；不显性失液量系指每天从呼气失去水分（为 400～500ml）和从皮肤蒸发失去水分（为 300～400ml）。但不显性失液量估计常有困难，故亦可按每天 12ml/kg 计算，并考虑体温、气温和湿度等。一般认为体温每升高1℃，每小时失水量为0.1ml/kg；室温超过30℃，每升高1℃，不显性失液量增加13%；呼吸困难或气管切开均增加呼吸道水分丢失。内生水系指24h内体内组织代谢、食物氧化和补液中葡萄糖氧化所生成的水总和。食物氧化生成水的计算为1g蛋白质产生0.43ml水，1g脂肪产生1.07ml水和1g葡萄糖产生0.55ml水。由于内生水的计算常被忽略，不显性失水量计算常属估计量，致使少尿期补液的准确性受到影响。为此，过去多采用“量出为入，宁少勿多”的补液原则，以防止体液过多。但必须注意有无血容量不足因素，以免过分限制补液量，加重缺血性肾损害，使少尿期延长。

下列几点可作为观察补液量适中的指标：

①皮下无脱水或水肿现象。

②每天体重不增加，若超过0.5kg或以上，提示体液过多。

③血清钠浓度正常。若偏低，且无失盐基础，提示体液潴留。

④中心静脉压在0.59～0.98kPa。若高于1.17kPa提示体液过多。

⑤胸部X片血管影正常。若显示肺充血征象提示体液潴留。

⑥心率快、血压升高，呼吸频速，若无感染征象，应怀疑体液过多。

（4）高钾血症的处理：最有效的方法为血液透析或腹膜透析。若有严重高钾血症或高分解代谢状态，以血液透析为宜。高钾血症是临床危急情况，在准备透析治疗前应予以紧急处理，方法为：

①伴代谢性酸中毒者可给5%碳酸氢钠250ml静脉滴注。

②10%葡萄糖酸钙10ml静脉注射，以拮抗钾离子对心肌的毒性作用。

③25%葡萄糖液500ml加胰岛素16～20U静脉滴注，可促使葡萄糖和钾离子等转移至细胞内合成糖原。

④钠型或钙型离子交换树脂 15～20g 加入 25%山梨醇溶液 100ml 口服，3～4 次/d。由于离子交换树脂作用较慢，故不能作为紧急降低血钾的治疗措施，对预防和治疗轻度高钾血症有效。1g 树脂可吸附 1mmol 钾离子。此外，防治高钾血症的措施还有限制高钾的食物、纠正酸中毒、不输库存血，并及时清除体内坏死组织，尤其对挤压伤患者，如出现难以控制的高钾血症，应细心检查深部坏死肌肉部位，只有清除坏死组织，才能控制高钾血症。上述措施无效，血 K 仍>6.5mmol/L 时应透析治疗。

（5）低钠血症的处理：低钠血症一般为稀释性，体内钠总量并未减少，因此仅在<120mmol/L 或虽在 120～130mmol/L 但有低钠症状时补给。应用 3%氯化钠或 5%碳酸氢钠，也可相互配合使用，先补半量后酌情再补剩余量。

（6）低钙血症与高磷血症：补钙可用 10%葡萄糖酸钙，高磷血症应限含磷食物，并可服用氢氧化铝或磷酸钙。

（7）纠正代谢性酸中毒：对非高分解代谢的少尿期患者，补充足够热量，减少体内组织分解，一般代谢性酸中毒并不严重。但高分解代谢型代谢性酸中毒发生早，程度严重，可加重高钾血症，应及时治疗。当血浆实际碳酸氢根低于 15mmol/L，应予 5%碳酸氢钠 100～250ml 静脉滴注，根据心功能情况控制滴速，并动态随访监测血气分析。对严重代谢性酸中毒应尽早做血液透析较为安全。

（8）应用呋塞米和甘露醇：少尿病例在判定脑血容量不足的因素后，可以试用呋塞米。呋塞米可扩张血管、降低肾小血管阻力，增加肾血流量和肾小球滤过率，并调节肾内血流分布，减轻肾小管和间质水肿。早期使用有预防肾衰的作用，减少急性肾小管坏死的机会。每天剂量一般为 200～400mg 静脉滴注，1～2 次后无效即停止继续给药。既往曾有报道每天超过 1g 剂量，如此大剂量呋塞米对肾实质可能有损害，过多依赖呋塞米可增加耳源性毒性。目前血液净化技术已普遍应用，对利尿无反应者有透析指征时应早期透析。

甘露醇作为渗透性利尿药可应用于挤压伤病例的强迫性利尿，但对已确诊为少尿（无尿）患者停止使用甘露醇，以免血容量过多，诱发心力衰竭、肺水肿。

（9）抗感染治疗：开展早期预防性透析以来，少尿期患者死于急性肺水肿和高钾血症者显著减少，而感染则成为少尿期主要死亡原因。常见为血液、肺部、尿路、胆管等部位感染，可根据细菌培养和药物敏感试验合理选用对肾脏无毒性作用的抗生素治疗。并注意在急性肾衰时抗菌药物的剂量。

（10）营养支持疗法：急性肾衰患者特别是败血症、严重创伤等伴有高分解代谢状态，每天热量摄入不足，易导致氮质血症快速进展。营养支持可提供足够热量，减少体内蛋白分解，从而减缓血氮质升高速度，增加机体抵抗力，降低少尿期死亡率，并可能减少透析次数。营养补充尽可能部分利用胃肠道循序渐进地增加热卡；但重度患者由于常有消化道症状或因外科手术后，故部分或全部热卡常需经静脉补充。一般能量供给按 30～35kcal/(kg/d)计算(1cal=4.18J)，严重高分解代谢患者则给予 40kcal/(kg/d)，其中以高渗葡萄糖提供约 2/3 热量，由脂类供应 1/3，由于 ARF 患者常伴有糖代谢紊乱，高分解状态易引起机体对胰岛素的拮抗、肝葡萄糖产生增加以及对葡萄糖转化为糖原的能力减退，这些均增加高糖血症，故若接受 25%～50%葡萄糖溶液静脉滴注，可很快产生或加重高糖血症[通常机体对每天逐渐增加葡萄糖的葡萄糖耐受量为 0.5g/(kg/h) 而不需要外源性胰岛素]，因此可酌情从 10%～15%开始，均匀等量给予，并密切随访血糖浓度。但急性肾衰患者能否负荷乳化脂肪及其用量极限，均需进一步研究。

脂肪乳剂总热量高，总液量少，渗透压低，并可提供必需脂肪酸，减轻糖代谢紊乱，使用10%脂肪乳剂每500ml可提供500kcal的热量，但长链者在体内清除慢，可抑制中性粒细胞的趋化和游走，并封闭网状内皮系统清除细菌能力，而中链者在血中清除快，因短链水溶性好、较快氧化，故以使用中、长链混合液为宜。每次静滴至少4h，速度过快可引起胃肠道症状以及其他可能不良反应。使用时应观察血电解质；对无高分解代谢状态的患者，治疗数天后常见血钾、血磷降低，故应适当补充，以免发生症状性低血钾、低血磷症。关于氨基酸的补充，一般为0.5～1.0g/(kg/d)，包括必需和非必需氨基酸，静脉滴速宜控制在40滴/min，以防发生副反应；长期用药应注意高氯血症和酸中毒的发生。

全静脉营养的缺点为：

①长时间肠外营养支持，由于缺乏谷氨酰胺可引起胃肠黏膜萎缩，黏膜屏障损害使肠道细菌易穿过黏膜及黏膜下移进入血循环。

②静脉导管感染。

③营养配制过程中污染。

④代谢并发症，如高糖血症、低磷血症等，因此维护胃肠道功能十分重要，适时使用含谷氨酰胺的肠内营养剂如爱伦多等，不要将透析用静脉留置导管兼作TPN输液输血或中心静脉压监测等，因易导致导管感染和堵塞。未施行透析病例因进液量受限，常难做到静脉营养支持，对迫切需要全静脉营养支持者必须施行连续性静脉－静脉血液滤过，才能保证每天5L以上液体摄入。

（11）血液透析或腹膜透析：早期预防性血液透析或腹膜透析可减少急性肾功能衰竭发生感染、出血、高钾血症、体液潴留和昏迷等威胁生命的并发症。所谓预防性透析，系指在出现并发症之前施行透析，这样可迅速清除体内过多代谢产物，维持水、电解质和酸碱平衡，从而有利于维持细胞生理功能和机体内环境稳定，治疗和预防原发病的各种并发症。紧急透析指征：①急性肺水肿，或充血性心力衰竭。②严重高钾血症，血钾在6.5mmol/L以上，或心电图已出现明显异位心律，伴QRS波增宽。

一般透析指征：

①少尿或无尿2天以上。

②已出现尿毒症症状如呕吐、神志淡漠、烦躁或嗜睡。

③高分解代谢状态。

④出现体液潴留现象。

⑤血pH在7.25以下，实际重碳酸氢盐在15mmol/L以下或二氧化碳结合力在13mmol/L以下。⑥血尿素氮17.8mol/L（50mg/dl）以上，除外单纯肾外因素引起，或血肌酐442μmol/L（5mg/dl）以上。⑦对非少尿患者出现体液过多、眼结膜水肿、心奔马律或中心静脉压高于正常；血钾5.5mmol/L以上；心电图疑有高钾图形等任何一种情况者，亦应透析治疗。

至于选用血液透析抑或腹膜透析，主要根据医疗单位临床经验选用简单易行的方法。但下列情况以选用血液透析为宜：存在高分解状态者，近期腹部手术特别是有引流者，以及呼吸困难者。腹膜透析适合于伴有活动性出血或创伤、血管通道建立有困难、老年、心血管功能不稳定或儿童病例。ARF患者施行血液透析治疗过程中应尽量避免发生低血压，以免出现缺血再灌注情况，延长肾功能恢复日期，在一次透析中勿过分超滤，使用生物相容性较好的透析器和碳酸氢盐透析液、透析中吸氧以及必要时选用序贯超滤弥散透析，将单纯超滤与弥散透析分开进行等措施，以减少透析中低血压发生率。

腹膜透析在急肾衰伴心力衰竭中的应用：伴有心力衰竭、水潴留时，根据心衰程度及急需超滤速度可选用2.5%～4.25%葡萄糖透析液，一般以3%为度。每次灌入2L留30min，用4%葡萄糖透析液者每次虽可清除水分300～500ml，每天10次即可在10h内超滤3L，但易造成高糖血症，甚至高渗性昏迷，故只适用于急性肺水肿的抢救。用2.5%葡萄糖透析液，每小时可超滤100～300ml，5次即可超滤1L左右，对轻、中度心力衰竭者可采用此浓度。病情重笃，脱水量不理想，应立即改为单纯超滤或CAVH。在使用高渗4.25%葡萄糖透析液时，应密切观察血糖浓度。对糖尿病、隐性糖尿病或老年病例尤应注意。当血糖超过300mg/dl时，应改用2%葡萄糖透析液及腹腔内注入胰岛素，对糖尿病患者亦应加用胰岛素腹腔内注射。胰岛素的使用剂量为1.5%者4～5U/L、2.5%者5～7U/L、而4.25%者为8～10U/L，但应根据血糖浓度调节，最后一次透析不宜加胰岛素。在治疗中，对无高分解状态患者尚应注意低钾血症的发生。特别是纠正代谢性酸中毒之后，透析液中加氯化钾4mmol/L，有时仍会发生体内缺钾。故仍应严密随访心电图和血钾浓度。以免发生缺钾性严重心律失常和心搏骤停。

（12）连续性静脉-静脉血液滤过（CVVH）：具有持续低流率替代肾小球滤过的特点。并可在床旁进行急救。它系采用高效能小型滤过器，及由股静脉或颈内静脉插入留置静脉导管，以及选用前臂静脉内直接穿刺术建立血管通路，血液从股或颈内静脉，用一血泵推动血液，引入滤过器，依赖血液在滤过器内存在静水压力差作为动力，每小时可超滤600～1000ml体液，然后血液经滤过器静脉端经前臂静脉回输到体内，如此24h不断进行超滤，每天可清除水分10～20L。这样可防止急肾衰少尿期体液潴留导致肺水肿，并保证了静脉内高营养疗法。该方法对心血管系统影响甚微亦为其主要优点之一，故特别适用于既不能做血液透析亦不适宜腹膜透析的急肾衰或多脏器衰竭患者。由于24h连续滤过，液体交换量大，及24h连续使用肝素，有引起或加重出血的可能，故必须强调24h监护，密切观察和精细调节水和电解质平衡。对有活动性出血的病例要控制血液滤过时肝素用量，或改用枸橼酸抗凝。参考剂量为滤器前端泵入4%三钠枸橼酸170ml/h，而滤器后端输入钙盐1mEq/10ml，40ml/h。对氮质血症明显者应在 CVVH 基础上加用透析，即 CVVHD 以增加氮质清除。个别重危患者接受血液透析治疗后，少尿期和急性肾功能损害可持续 3 个月或更长，故应耐心积极治疗，等待肾功能恢复。

2. 多尿期治疗：多尿期开始时威胁生命的并发症依然存在。治疗重点仍为维持水、电解质和酸碱平衡，控制氮质血症，治疗原发病和防止各种并发症。部分急性肾小管坏死病例多尿期持续较长，每天尿量多在 4L 以上，补充液体量应逐渐减少（比出量少 500～1000ml），并尽可能经胃肠道补充，以缩短多尿期。对不能起床的病人，尤应防治肺部感染和尿路感染。

多尿期开始即使尿量超过 2500ml/d，血尿素氮仍可继续上升。故已施行透析治疗者，此时仍应继续透析，直至血肌酐降至 265μmol/L（3mg/dl）以下并稳定在此水平。临床一般情况明显改善者可试暂停透析观察，病情稳定后停止透析。

3. 恢复期治疗：一般无需特殊处理，定期随访肾功能，避免使用对肾脏有损害的药物。

4. 原发病的治疗：对各种引起本病的原因如肾小球疾病及间质小管疾病、肾血管疾病所引起的急性肾功能衰竭，还应针对原发病进行治疗。另外，可选用肾脏保护及修复促进药物；如大剂量维生素 E、促肝细胞生长因子、胰岛素样生长因子、表皮生长因子、甲状腺素以及冬虫夏草等中药。

二、中医治疗

1. 痰浊壅肺

主症：咳嗽气急，痰声辘辘，呼吸低微，或出现呼吸缓慢或深；或形寒肢冷，汗出不止，皮肤甲错或皱瘪凹陷。脉沉细而数，舌淡苔薄。

治法：健脾胜湿，温化痰饮。

方药：经验方。

处方：茯苓 20g 桂枝 10g　白术 10g　干姜 10g　半夏 10g　白芍 15g 细辛 1g 甘草 10g 瓜蒌 10g

若出现呼吸缓慢而深，形寒肢冷，汗出不止者，宜急用独参汤灌服。

2. 浊邪上逆

主症：肿满不减，或肿消之后，出现神情淡漠，嗜睡不食，甚则神志昏迷，恶心欲吐，或呕吐清涎，头晕头痛，胸闷肢冷，神疲面白，少尿或无尿，舌淡苔腻，脉细数。

立法：化浊降逆。

方药：经验方。

处方：附子 6g 陈皮 10g 茯苓 20g 生大黄 10g 厚朴 10g 党参 10g 荷梗 10g 菖蒲 10g

加减：水肿明显，可加泽泻 20g、车前草 10g；恶心明显加砂仁 6g；急性肾功能不全的病人，可用灌肠治疗（生大黄 30g、生牡蛎 30g、蒲公英 30g、紫花地丁 30g、芒硝 10g）；病人出现血压下降，可用生脉注射液或参附注射液 100ml，静脉注射。

第四章 内分泌及代谢性疾病中西医诊疗与合理用药

第一节 糖尿病

【概述】

糖尿病是一种比较常见的内分泌代谢性疾病。该病发病原因主要是由于胰岛素分泌不足，以及胰升高血糖素不适当地分泌过多所引起。多见于40岁以上喜食甜食而肥胖的病人，城市多于农村，常有家族史，故与遗传有关。少数病人与病毒感染和自身免疫反应有关。主要表现为烦渴、多饮、多尿、多食、乏力、消瘦等症状。生命的常见病，伴发高血压、冠心病、高脂血症等，严重时危及生命。 中医学认为，肝主疏泄，关系人体接收机的升降与调畅，肝气瘀滞则气机升降输布紊乱，肝失疏泄则血糖等精微物质不能随清阳之气输布于周身而瘀滞于血中，出现高血糖或精微物质的输布紊乱，反见血糖升高，进一步导致血脂、蛋白等其他精微物质紊乱，引起其他合并症，治疗以疏肝调气为主，顺肝条达之性以恢复其生理功能，肝气条达，气机调畅，精微得以输布，糖被利用而血糖自然下降。 另外，因糖尿病的发生和饮食有关，饮食控制的好坏直接影响着治疗的效果。再就是配合运动，注意调摄情志，再适当地配合中药治疗会取得良好的治疗效果。

根据糖尿病的典型症状，属于中医学“消渴病”的范畴。

【诊断与鉴别诊断】

一、诊断

（一）症状

临床表现可归纳为糖、脂肪及蛋白质代谢紊乱症候群和不同器官并发症、伴发病的功能障碍两方面表现。初诊时糖尿病患者可呈现以下一种或几种表现：

1. 慢性物质代谢紊乱：多尿，烦渴，多饮，乏力，体重减轻，视物模糊，易饥，多食，儿童尚可见生长发育受阻。

2. 急性物质代谢紊乱：呈酮症酸中毒或非酮症性高渗综合征。

3. 器官功能障碍：患者可因眼、肾、神经、心血管疾病等并发症或伴发病导致器官功能不全等表现方式就诊而发现糖尿病。

4. 感染：患者可因并发皮肤、外阴、泌尿道感染或肺结核就诊而发现糖尿病。

5. 无糖尿病症状：患者无任何糖尿病症状，仅在常规健康检查、手术前或妊娠常规化验中被发现。必须指出，糖尿病流行病学调查表明，至少约半数糖尿病患者无任何症状，仅在检测血糖后方可确诊。

（二）辅助检查

1. 血糖测定

糖尿病的诊断标准如下：

糖尿病症状+任意时间血浆葡萄糖水平≥11.1mmol／l(200mg／dl)，或空腹血浆葡萄糖（FPG）水平≥7.0mmol／l(126mg／dl)，或 OGTT、试验中 2 小时 PG 水平≥11.1mmol／l(200ng／dl)。

无糖尿病症状，不同时间两次的任意时间血浆葡萄糖水平≥11.1mmol／l(200mg／dl)，或空腹血浆葡萄糖（FPG）水平≥7.0mmol／L(126mg／dl)，或 OGTT 试验中 2 小时 PG 水平≥11.1mmol／L(200ng／dl)。

2. 尿糖测定：尿糖阳性是诊断糖尿病的重要线索，但尿糖阴性不能排除糖尿病的可能。尿糖的自我监测是血糖自我监测不能实行时的替代方法，尿糖的控制目标是阴性。

3.葡萄糖耐量试验：当血糖高于正常范围而又未达到诊断糖尿病的标准者，即空腹血糖（FPG）在6mmol／L～7 mmol／L之间，需进行口服葡萄糖耐量试验（OGTT）。OGTT是指以75g无水葡萄糖为负荷量，溶于水内口服（如为含1分子水的葡萄糖则为82.5g），测定2小时血浆葡萄糖（2HPG），2HPG<7.8mmol／L为正常；7.8mmol／L～11.1mmol／L为糖耐量减低；2HPG>11.1mmoL／L考虑糖尿病。

4.糖化血红蛋白测定：HbAlC已被当作评价糖尿病患者所采用的血糖控制方案的金标准，可反映8~12周内的血糖平均水平，不能作为检测血糖控制的指标。血糖控制达到目标的糖尿病患者应每年检查2次HbAlc，血糖控制未达到目标或治疗方案调整后的糖尿病患者应每3个月检查1次HbAlC。

5.血浆胰岛素和C肽的测定：血浆胰岛素和C肽的测定对评价胰岛B细胞功能有重要意义。胰岛素水平正常为5～25mU／L，1型糖尿病者减少或不能测得，2型糖尿病者偏低、正常或略高。基础血浆C肽水平正常为400pmol／L，1型糖尿病者减少或不能测得，2型糖尿病者正常或偏低。

（三）糖尿病临床分型

糖尿病分型包括临床阶段及病因分型两方面。

1.临床阶段：指无论病因类型，在糖尿病自然病程中患者的血糖控制状态可能经过以下阶段：

（1）正常血糖一正常糖耐量阶段。

（2）高血糖阶段：又分为两个时期：①糖调节受损；②糖尿病。

糖尿病在病情进展过程中可以依次经过不需使用胰岛素阶段、为控制糖代谢而需使用胰岛素阶段、为了生存而需使用胰岛素阶段三个过程。患者在病情进展过程中可在上述三阶段间逆转（如经生活方式或药物干预后）、可进展或停滞于某一阶段。糖尿病患者可毕生停滞于病情的某一阶段，不一定未必最终进展为均进入需使用胰岛素维持生存的阶段状态。

2. 病因分型：根据目前对糖尿病的病因的认识，将糖尿病分为四大类型，即 1 型糖尿病，2 型糖尿病、其他特殊类型糖尿病、妊娠糖尿病。其中 1 型糖尿病又分为 2 个亚型，其他特殊类型糖尿病有 8 个亚型。

4. 妊娠糖尿病（GDM）：指妊娠过程中初次发现的任何程度的糖耐量异常，不包括妊娠前已知的糖尿病患者（糖尿病合并妊娠）。

（四）并发症的诊断

1. 糖尿病酮症酸中毒：是糖尿病最常见的急性并发症，常见于 1 型糖尿病，多发生于代谢控制不良、伴发感染、严重应激、胰岛素治疗中断以及饮食失调等情况。2 型糖尿病如代谢控制差、伴有严重应激时亦可发生。常见诱因有感染、胰岛素治疗中断或不适当减量、饮食不当、创伤、手术、妊娠和分娩。在幼龄或高龄、昏迷或低血压的患者死亡率更高。

临床表现：①酮症发展期：多尿、烦渴、无力加重；②酮症酸中毒代偿期：食欲不振、头痛，可有恶心呕吐，上腹部不适或疼痛，呼吸较深；③酮症酸中毒失代偿期：脱水明显，呼吸深大，呼气有烂苹果气味，口唇发红，脉速，神志障碍程度不等，严重者昏迷。最后血压下降，循环衰竭。

实验室检查：血糖多数在 16.7～33.3mmol / L，有时可达 55.5mmol / L；血酮体升高，多在 4.8mmol / L 以上；CO_2结合力下降，轻者 13.5～18.0mmol / L，重者在 9.0 mmol / L 以下；$PaCO_2$降低，pH<7.35；血白细胞、中性粒细胞比例升高，即使无合并感染，也可达 10×10^9 / L；尿糖、尿酮体强阳性。当肾功能严重损害而阈值严重增高时，尿糖、尿酮体阳性程度与血糖、血酮体数值不相称。可有蛋白尿和管形尿。

2. 糖尿病非酮症性高渗综合征：是糖尿病急性代谢紊乱的另一临床类型。多见于老年人，好发年龄为 50~70 岁，约 2 / 3 患者于发病前无糖尿病史，或仅有轻度症状。常见诱因有感染、急性胃肠炎、胰腺炎、脑血管意外、严重肾病、不合理限制水分，以及某些药物（糖皮质激素、免疫抑制剂、噻嗪类利尿剂和B受体阻滞剂等），有时在病程早期因误诊而输入葡萄糖，或口渴而大量饮用含糖饮料等诱发或促使病情发展恶化。本综合征病死率极高，即使在水平高的医院死亡率仍可高达15%。

临床表现：起病时常先有多尿、多饮，但多食不明显，或反而食欲减退而常被忽视。失水随病情进展逐渐加重，出现神经精神症状，表现为嗜睡、幻觉、定向障碍、偏盲、上肢拍击样粗震颤、癫痫样抽搐等，最后陷入昏迷。就诊时常已有显著失水甚至休克，无酸中毒样深大呼吸。

实验室检查：血糖常高达33.3mmol／L以上，一般为33.3～66.6mmob，L；血钠升高达155mmol／L；血浆渗透压显著增高达350～460mmol/L，一般在350mmol/L以上；尿糖强阳性，但无酮症或较轻，血尿素氮及肌酐升高。

3.乳酸性酸中毒：本病主要是体内无氧酵解的糖代谢产物乳酸大量堆积，导致高乳酸血症，进一步出现血pH降低，即为乳酸性酸中毒。糖尿病合并乳酸性酸中毒的发生率不高，但病死率很高。大多发生于伴有肝、肾功能不全，或伴有慢性心肺功能不全等缺氧性疾病患者，尤其见于同时服用苯乙双胍者。

4.心血管并发症：心血管疾病是糖尿病患者致残、致死，造成经济损失的主要原因，2型糖尿病是冠心病的独立危险因素。糖尿病动脉内皮细胞功能障碍、动脉内皮损伤，继之对血管损伤的反应提早发生和加速动脉粥样硬化是增加冠心病事件及死亡的重要原因。同时，糖尿病心肌病，左室舒张功能障碍，易发生充血性心力衰竭和心脏自主神经病变所致的心律失常，亦为增加心血管疾病死亡的重要原因。血管内皮功能障碍与损伤及动脉粥样硬化的发生基础，是糖尿病胰岛素抵抗及其相伴的多种危险因素。作为心血管疾病多危险因素的代谢综合征不仅见于糖尿病期，而且见于糖尿病前期，如糖耐量受损阶段即已存在。因此处理糖尿病时，应有效地进行早期的干预防治，以最大限度地降低心血管疾病的发生率与死亡率。

5.糖尿病脑血管病：糖尿病脑血管病以脑动脉粥样硬化所致缺血性脑病最为常见，糖尿病血管病中的脑血栓形成多发生于大脑中动脉，腔隙性脑梗死则多见于脑内深穿支的供血区，如壳核、内囊、丘脑及脑桥基底等。由于糖尿病高血压发生率甚高（20%~60%），亦可发生出血性脑病。糖尿病者脑血管病发生率较非糖尿病者明显增高，女性尤甚。

糖尿病脑血管病的危险因素包括高血糖、高血压、血脂异常、血液流变学异常、吸烟以及慢性炎症状态等。其中高血压尤为重要，为糖尿病缺血性脑病的独立危险因素。在缺血性脑卒中患者中，77%的患者血压未控制，因此降压治疗对降低脑卒中的发病率十分重要，这也为UKPDS及其他降压治疗的临床试验，如HOPE、HOT、LIFE等试验所证实。老年人心肌梗死亦为脑卒中的危险因素，国外研究121432例65岁以上的急性心肌梗死住院患者，出院后发生脑卒中的危险性较无心肌梗死者高2.5倍。

6.糖尿病眼病：糖尿病患者眼的各部位均可出现病变，如角膜异常、虹膜新生血管、视神经病变等，糖尿病患者青光眼和白内障的患病率高于相同年龄非糖尿病患者。糖尿病视网膜病变是糖尿病患者失明的主要原因，各型糖尿病的视网膜病变患病率随患病时间和年龄的增长而上升。99%的1型糖尿病和60%的2型糖尿病，病程在20年以上者，几乎都有不同程度的视网膜病变。10岁以下患糖尿病的儿童则很少发生视网膜病变，青春期后糖尿病视网膜病变的危险性上升。

7.糖尿病肾病:大约20%～30%的1型或2型糖尿病患者发生糖尿病肾病，其中一部分进展为终末期肾病。如未进行特别干预，在有持续性微量白蛋白尿的1型糖尿病患者中约80%的人于10~15年内发展为临床肾病，此时可出现高血压。一旦临床。肾病发生，如不进行有效干预，几年之内肾小球滤过率逐渐下降，10 年后 50%、20 年后 75%以上的患者将发展为终末期肾病。2 型糖尿病患者糖尿病确诊后，不少人旋即出 现微量白蛋白尿，甚至显性肾病，如无特殊干预，其中 20%~40%的患者进展为临床肾病，20 年后约 20%进展为终末期肾病。因 2 型糖尿病患者的数量大，故目前在西方国家进行透析的肾病患者中一半以上为糖尿病患者。1 型或 2 型糖尿病患者微量白蛋白尿的出现，不仅标志着早期肾病的存在，而且极大地增加心血管疾病患病率及死亡危险性，因此应予以高度重视。

8. 糖尿病神经病变：糖尿病性神经病变部位以周围神经病变最常见，其次为自主神经病变。

（1）周围神经病变：临床表现为对称性多发性周围神经病变和非对称性多发性单神经病变。前者常见症状为两下肢麻木伴有针刺样、烧灼样感觉异常，四肢远端对称性“手套、袜套型”感觉障碍，后者常见症状为运动障碍，肌无力、肌痛、肌萎缩，感觉障碍多不明显。

（2）自主神经病变：临床表现常有瞳孔改变，多汗或少汗，直立性低血压，胃排空延迟，腹泻，便秘，尿失禁、尿潴留、阳痿等。

9. 糖尿病足：是糖尿病下肢血管病变、神经病变和感染共同作用的结果，严重者可致足溃疡，甚至截肢。美国 1989～1992 年每年因糖尿病所致的截肢平均为 1605 例，足溃疡是截肢的主要因素。成年人中 40%的足和下肢截肢为糖尿病所致。英国的一项研究随访了 469 例既往无足溃疡的糖尿病患者，连续 4 年发现 10.2%的患者发生足溃疡。糖尿病男性与女性截肢率要比同性别的非糖尿病人群分别高 10.3 倍和 13.8 倍。我国有关糖尿病足的流行病学资料尚缺乏。

10. 糖尿病骨关节病：发生率约为 0.1%～0.4%，主要系神经病变所致，感染可加重其损伤。本病发生率虽然不高，但可致关节脱位、畸形，严重影响关节功能，使患者生活质量降低。

11. 糖尿病与口腔疾病：糖尿病患者机体对细菌的抗感染能力下降，口腔颌面部组织及口腔内的牙龈和牙周组织易发生感染，可引起齿槽溢脓、牙槽骨吸收、牙齿松动。发生在颌面部软组织的感染，起病急，炎症扩展迅速，发病初期就可以使全身情况突然恶化，治疗不及时可引起死亡。

二、鉴别诊断

糖尿病的诊断一般不难，空腹血糖大于或等于 7.0 毫摩尔/升，和/或餐后两小时血糖大于或等于 11.1 毫摩尔/升即可确诊。诊断糖尿病后要进行分型：

1.1 型糖尿病

发病年龄轻，大多<30 岁，起病突然，多饮多尿多食消瘦症状明显，血糖水平高，不少患者以酮症酸中毒为首发症状，血清胰岛素和 C 肽水平低下，ICA、IAA 或 GAD 抗体可呈阳性。单用口服药无效，需用胰岛素治疗。

2.2 型糖尿病

常见于中老年人，肥胖者发病率高，常可伴有高血压，血脂异常、动脉硬化等疾病。起病隐匿，早期无任何症状，或仅有轻度乏力、口渴，血糖增高不明显者需做糖耐量试验才能确诊。血清胰岛素水平早期正常或增高，晚期低下。

【治疗】

一、西医治疗

口服降糖药治疗：降糖药物包括口服降糖药、胰岛素和胰岛素类似物。目前批准使用的口服降糖药包括促胰岛素分泌剂（磺脲类药物、格列奈类药物）和非促胰岛素分泌剂（α-糖苷酶抑制剂、双胍类药物和格列酮类药物）。上述药物降糖的机制各不相同。促胰岛素分泌剂刺激胰岛素分泌胰岛素，提高体内胰岛素的水平。双胍类药物主要抑制肝脏葡萄糖的产生，还可能有延缓肠道吸收葡萄糖和增强胰岛素敏感性的作用。α-糖苷酶抑制剂延缓和减少肠道对淀粉和果糖的吸收。格列酮类药物属胰岛素增敏剂，可通过减少胰岛素抵抗而增强胰岛素的作用。

（1）决定降糖药物选择的因素：肥胖，特别是向心性肥胖是胰岛素抵抗的主要决定因素，也是选择降糖药物的重要参考指标。其他决定药物选择的因素包括药物是否在市场上供应、副作用、过敏反应、年龄、其他健康状况如肾病和肝病。2 型糖尿病是进展性的疾病，多数患者在采用单一的口服降糖药物治疗一段时间后都可出现治疗效果的下降。因此常采用两种不同作用机制的口服降糖药物进行联合治疗。如口服降糖药物的联合治疗仍不能有效地控制血糖，可采用胰岛素与一种口服降糖药物联合治疗。三种降糖药物之间的联合应用虽然可在两种药物联合应用的基础上进一步改善血糖，但这种联合治疗方法的安全性和成本－效益比尚有待评估。

严重高血糖的患者应首先采用胰岛素降低血糖，减少发生糖尿病急性并发症的危险性。待血糖得到控制后，可根据病情重新制订治疗方案。

（2）肥胖或超重的 2 型糖尿病患者的药物选择和治疗程序：肥胖或超重的 2 型糖尿病患者在饮食和运动不能满意控制血糖的情况下，应首先采用非胰岛素促分泌剂类降糖药物治疗（有代谢综合征或伴有其他心血管疾病危险因素者应优先选用双胍类药物或格列酮类，主要表现为餐后高血糖的患者也可优先选用 α－糖苷酶抑制剂。）两种作用机制不同的药物间可联合用药。如血糖控制仍不满意可加用或换用胰岛素促分泌剂。如在使用胰岛素促分泌剂的情况下血糖仍控制不满意，可在口服药基础上开始联合使用胰岛素或换用胰岛素。

（3）体重正常的 2 型糖尿病患者的药物选择和治疗程序：非肥胖或超重的 2 型糖尿病患者在饮食和运动不能满意控制血糖的情况下，可首先采用胰岛素促分泌剂类降糖药物或仅一糖苷酶抑制剂。如血 糖控制仍不满意可加用非胰岛素促分泌剂（有代谢综合征或伴有其他心血管疾病危险因素者优先选用双胍类药物或格列酮类，α-糖苷酶抑制剂适用于无明显空腹高血糖而餐后高血糖的患者）。在上述口服药联合治疗的情况下血糖仍控制不满意，可在口服药基础上开始联合使用胰岛素或换用胰岛素。

(4)2 型糖尿病控制目标

（5）治疗糖尿病口服药物分类

①磺胺类：第一代：甲苯磺丁脲，氯磺丙脲

第二代：格列本脲，格列奇特，格列吡嗪，格列喹酮

第三代：格列苯脲

②非磺脲类胰岛素促分泌剂：瑞格列奈，那格列奈。

③双胍类：苯乙双胍，二甲双胍。

④a 糖苷酶抑制剂：阿卡波糖，伏格列波糖，米格列醇。

⑤胰岛素增敏剂-噻唑烷二酮类：罗格列酮，吡格列酮。

（6）口服降糖药物适应症：用于治疗 2 型糖尿病饮食控制及运动治疗，血糖控制不达标者。

（7）磺脲类药物

①作用机理：刺激胰岛 b 细胞分泌胰岛素；可与 β 细胞膜上的 SU 受体特异性结合关闭 K^{+}通道，使膜电位改变开启 Ca^{2+}通道，细胞内 Ca^{2+}升高，促使胰岛素分泌；部分磺脲类药物有外周作用；减轻肝脏胰岛素抵抗；减轻肌肉组织胰岛素抵抗。

②主要不良反应：低血糖（最常见的为格列苯脲）、体重增加（高胰岛素血症）。

③磺脲类药物总结：适用于 b 细胞功能尚存的 2 型糖尿病患者；临床应用时根据每种药物的特点选择；主要不良反应为低血糖，尤以格列苯脲多见；肾功能不全的患者大多数药物禁忌使用；诺和龙没有。肾功能不全的禁忌证。

（8）非磺脲类胰岛素促泌剂：降糖作用快而短，模拟胰岛素生理性分泌，主要用于控制餐后血糖。

①常用药物：瑞格列奈、那格列奈。

②剂量及用法：推荐起始剂量（单独或联用），餐前即可服用

0.5～4mg / 次，1 次 / 日，最大剂量 16mg / d；那格列标，常用剂量 120mg / 次，每餐前口服。

（9）双胍类药物

①种类：二甲双胍、苯乙双胍

②作用机理尚未完全阐明，包括减少肝脏葡萄糖的输出；促进外周葡萄糖利用，尤其是肌肉降低脂肪和葡萄糖的氧化；减少小肠葡萄糖的吸收。

③二甲双胍常用剂量 1.5～2.0g / d，最大剂量 2.5g / d；二甲双胍缓释片：起始剂量 500mg/d，最大剂量 2000mg / d。

④不良反应：常见有消化道反应（恶心、呕吐、腹胀、腹泻）、乳酸性酸中毒（多发于老年人，缺氧，心肺、肝、肾功能不全的患者尤要注意，服用苯乙双胍的患者相对多见）。

⑤特点：因作用特点，故不增高血胰岛素水平，不增加体重，临床适用于肥胖患者；乳酸性酸中毒在苯乙双胍相对多见，二甲双胍在治疗剂量使用时少见；单独使用不会引起低血糖。

（10）胰岛素增敏剂——噻唑烷二酮类

①种类及用法：罗格列酮 4～8 mg（1～2 次 / 天）；吡格列酮 15～45mg（1～2 次 / 天）。

②不良反应：头痛、乏力、腹泻；与磺脲类及胰岛素合用，可出现低血糖；部分患者的体重增加；可加重水钠潴留；可增加心脏负荷，2 级以上心功能不全患者禁忌使用；可引起贫血和红细胞减少。

(11) α-葡萄糖苷酶抑制剂：常见有阿卡波糖、伏格列波糖用法为50～100mg/次，每日3次，同第一口饭嚼服；伏格列波糖用法为0.29g/次，每日3次，进食第一口食物后服用。主要不良反应为消化道反应，结肠部位未被吸收的碳水化合物经细菌发酵导致腹胀、腹痛、腹泻个别患者出现黄疸。

（12）口服药联合应用的目的和意义：单药治疗疗效有限；继发失效；2型糖尿病不同的发病机理，作用机制不同的药物联合应用疗效相加。

（13）口服药联合应用的益处：改善糖代谢，长期良好的血糖控制；保护B细胞功能，延缓其衰竭；减轻胰岛素抵抗；延缓、减少并发症的发生和死亡；减少不良反应。

4.胰岛素治疗：正常人胰岛素的生理性分泌可分为基础胰岛素分泌和餐时胰岛素分泌。基础胰岛素分泌占全部胰岛素分泌的40%～50%，其主要的生理作用是调节肝脏的葡萄糖输出速度以达到与大脑及其他器官对葡萄糖需要间的平衡。餐时胰岛素的主要生理作用为抑制肝脏葡萄糖的输出和促进进餐时吸收的葡萄糖的利用和储存。

(1) 1型糖尿病患者的胰岛素替代治疗：1型糖尿病患者因体内自身胰岛素分泌的绝对缺乏，基本或完全需要靠外源性胰岛素替代来维持体内血糖的代谢和其他体内需要胰岛素的生命活动。因此，无论是采用多次的胰岛素注射还是连续皮下胰岛素输注来补充，均要模拟体内生理的胰岛素分泌方式。目前，常采用中效或长效胰岛素制剂提供基础胰岛素（睡前和早晨注射中效胰岛素或每日注射1～2次长效胰岛素），采用短效或速效胰岛素来提供餐时胰岛素。如无其他的伴随疾病，1型糖尿病患者每日的胰岛素需要量约为0.5～1.0U/kg体重。在出现其他的伴随疾病时（如感染等），胰岛素的用量要相应增加。儿童在生长发育期对胰岛素的需要量相对增加。

(2) 2型糖尿病的胰岛素补充治疗：2型糖尿病患者的基本病因之一为胰岛

B 细胞功能的缺陷且进行性减退。在 2 型糖尿病病程的早期，因高血糖导致的葡萄糖毒性可抑制 B 细胞的胰岛素分泌，体内可出现严重的胰岛素缺乏。如患者对饮食控制和药物治疗效果不佳，可采用短期的胰岛素强化治疗使血糖得到控制并减少葡萄糖对 B 细胞的毒性作用。随后，多数 2 型糖尿病患者仍可改用饮食控制和口服药物治疗。但随着病程的进展，大多数的 2 型糖尿病患者需要补充胰岛素来使血糖得到良好的控制。在口服降糖药效果逐渐降低的时候，可采用口服降糖药和中效或长效胰岛素的联合治疗。当上述联合治疗效果仍差时，可完全停用口服药，改用每日多次胰岛素注射治疗或连续皮下胰岛素输注治疗（胰岛素泵治疗）。此时胰岛素的治疗方案同 1 型糖尿病。有些患者因较严重的胰岛素抵抗需要使用较大量的胰岛素（如每日 1U / kg 体重），为避免体重明显增加和加强血糖的控制，可加用二甲双胍、格列酮类或 α -糖苷酶抑制剂药物。

（3）胰岛素使用适应证：1 型糖尿病；2 型糖尿病，口服药无效者；急性并发症或严重慢性并发症；应激情况（感染、外伤、手术等）；严重疾病（如结核病）；肝肾功能衰竭；妊娠糖尿病；各种继发性糖尿病（胰腺切除，肾上腺皮质激素增多症，慢性钙化性胰腺炎等）；对合理的饮食治疗和口服降糖药治疗后血糖仍然未达标的患者；口服降糖药治疗继发失效，可予胰岛素联合治疗；对难以分型的消瘦患者（BMI<18. 5kg / m^{2}），考虑使用胰岛素治疗。

（4）胰岛素强化治疗初始剂量的确定

按病情轻重估计：全胰切除病人日需要 40～50 单位，多数病人可从每日 18~24 单位。国外主张，1 型病人按 0. 5～0. 8U / kg 体重，不超过 1. 0 U / kg 体重，2 型初始剂量按 0. 3～0. 8U / kg 体重。胰岛素强化治疗，胰岛素一日量分配：早餐 RI 25 30%，中餐 R115%～20%，晚餐 RI 20%～25%，睡前 NPH20%。

二、中医治疗

根据中医理论糖尿病分为六种类型，下面介绍下六种类型糖尿病的中医疗法。

（1）燥热炽盛

【治法】：清热泻火，生津止渴。

【方药】：白虎加人参汤、玉女煎、麦门冬汤、消渴汤、玉泉丸、玉液汤、千金黄连丸、增液承气汤、竹叶黄芪汤、五味消毒饮。

（2）气阴两虚

【治法】：益气养阴，佐以清热。

【方药】：黄芪汤、增液汤、玉液汤、生脉散、六味地黄汤、降糖甲片、降糖合剂、自拟益气养阴汤。

（3）阴虚火旺

【治法】：滋阴降火，养阴润燥。

【方药】：一贯煎、知柏地黄丸、六味地黄丸、天花粉散、枸杞汤、大补阴丸、生脉散。

（4）阴阳两虚

【治法】：温肾滋阴，调补阴阳。

【方药】：金匮肾气丸、八味地黄汤、二仙汤、秘元煎。

（5）脾肾阳虚

【治法】：健脾温肾，阴阳并调。

【方药】：附桂八味丸、金匮肾气丸、促脾补肾降糖汤、益气扶阳饮、右归丸。

（6）瘀血内阻

【治法】：活血化瘀，益气养阴。

【方药】：补阳还五汤、血府逐瘀汤、膈下逐瘀汤、复元活血汤、活血降糖方、润燥活血方、五香散。

第二节　代谢综合征

【概述】

代谢综合征（metabolic syndrome，MS）是指伴有胰岛素抵抗的一组疾病的聚集，又称胰岛素抵抗综合征（IRS）、多代谢综合征（MMS）、富裕综合征等。胰岛素抵抗（IR）是代谢综合征的重要中心环节，中心性肥胖通过影响胰岛素的敏感性参与 IR 的形成和发展。

根据代谢综合征的临床表现，应属于中医之“肥胖”“消渴”“眩晕”等病证范畴。

【诊断与鉴别诊断】

诊断代谢综合征必须符合以下条件：

1、中心性肥胖（欧洲男性腰围≥94cm，女性腰围≥80cm，不同种族腰围有各自的参考值）

2、合并以下四项指标中任二项：

⑴甘油三酯（TG）水平升高：≥150mg/dl(1.7mmol/l)，或已接受相应治疗；

⑵高密度脂蛋白-胆固醇（HDL-C）水平降低：男性<40mg/dl(1.03mmol/l)，女性<50mg/dl(1.29mmol/l)，或已接受相应治疗；

⑶血压升高：收缩压≥130 或舒张压≥85mm Hg，或已接受相应治疗或此前已诊断高血压；

⑷空腹血糖（FPG）升高：FPG≥100mg/dl(5.6mmol/l)，或此前已诊断 2 型糖尿病或已接受相应治疗。如果 FPG≥100mg/dl（5.6mmol/l）强烈推荐进行口服葡萄糖耐量试验（OGTT），但是 OGTT 在诊断代谢综合征时并非必要。

CDS 的诊断标准

具备以下 5 项组成成分中的 3 项或全部者：

1、超重和（或）肥胖 BMI≥25.0Kg/M2;

2、高血糖 FPG≥6.1mmol/L（110mg/dl）和（或）2hPG≥7.8 mmol/L(140mg/dl)，和（或）已确诊糖尿病并治疗者；

3、高血压 收缩压≥140mmHg 和（或） 舒张压≥90mmHg，和（或）已确诊高血压并治疗者；

4、空腹血 TG≥1.7 mmol/L(110mg/dl)

5、空腹血 HDL_C<0.9 mmol/L(35mg/dl)（男），<1.0 mmol/L(39mg/dl)（女）。[1]

IDF 青少年诊断标准

1、6≤年龄<10（岁）：肥胖：腰围≥第 90 百分位，不诊断为代谢综合征，但腹型肥胖者建议减肥；而有下列家族史者建议进一步检查：代谢综合征、2 型糖尿病、血脂紊乱、心血管疾病、高血压、肥胖。

2、10≤年龄<16（岁）：肥胖：腰围≥第 90 百分位；若成人界点较低则取成人界点，同时至少 2 项：

(1)FPG≥5.6mmol/L(100mg/dL)（建议葡萄糖耐量试验）或已是 2 型糖尿病；

(2)收缩压≥130mmHg（17.3kPa）或舒张压≥85mmHg(11.3kPa)；

(3)HDL-C(mmol/L)<1.03；

(4)TG(mmol/L)≥1.70。

3、年龄≥16（岁）：肥胖：腰围值因人种、性别不同，同时至少 2 项：

(1)FPG≥5.6mmol/L（100mg/dL）或已是 2 型糖尿病；

(2)收缩压≥130mmHg（17.3kPa）或舒张压≥85mmHg（11.3kPa）或已确诊为高血压并治疗者；

⑶HDL-C(mmol/L)<1.03（男），<1.29（女）或已调脂治疗者；

⑷TG(mmol/L)≥1.70 或已调脂治疗者。

二、鉴别诊断

本病应注意与库欣综合征等疾病相鉴别，库欣综合征亦可见肥胖、高血压、糖耐量异常，但代谢综合征患者一般尿游离皮质醇不高，皮质醇昼夜节律正常，通过查尿游离皮质醇及皮质醇昼夜节律等检查可资鉴别。

【治疗】

一、西医治疗

1.饮食和运动：改变不良生活方式、合理膳食、加强体育锻炼；

2.严格控制血糖：即使是糖耐量异常也应干预，特别是餐后高血糖应使之正常化，可使用二甲双胍、α-糖苷酸抑制剂或噻唑烷二酮类胰岛素增敏剂；

3.降压：尽可能降低血压至 130/80mmHg 以下，可选用血管紧张素转换酶抑制剂、血管紧张素Ⅱ受体拮抗剂、钙通道阻滞剂等；

4.调脂：可选用他汀类和贝特类降脂药，可明显地改善代谢综合征患者的代谢紊乱状况，使 VLDL、LDL 降低，HDL 升高。

5.降低体重：根据患者个体情况，以控制热量摄入，增加体力活动（行为干预）.为基础。必要时可选用一些有效药物减重，如赛尼可等；

6.抗血小板治疗：实验显示，阿司匹林的治疗可以使糖尿病并发心肌梗死的相对危险度降至 0.72。

7.降低高胰岛素血症：可用胰岛素增敏剂噻唑烷二酮衍生物，如罗格列酮、匹格列酮及二甲双胍。近年来一些研究显示：噻唑烷二酮衍生物对其他和胰岛素抵抗有关心血管的危险因素也有干预作用：可降低血压、提高心肌功能、降解纤维蛋白的抗原。

二、中医治疗

1. 肝胃郁热证

主症：形体壮实、面色隐红、口干、口渴、口苦、口臭、多饮、多食、急躁易怒、两胁胀满、小便黄赤、大便干结，舌质红，苔黄，脉弦实有力。

治法：开郁清热。

方药：大柴胡汤加减。

处方：柴胡 12g 半夏 10g 大黄 10g 枳实 15g 黄芩 10 芍药 10g

2. 瘀热互结

主症：面色隐红、口干、口渴、口苦、口臭、急躁易怒、两胁胀满、小便黄赤、大便干结，舌质暗红或隐紫，可有瘀斑瘀点，舌底脉络瘀滞等。

治法：清热活血。

方药：加味三黄汤。

处方：生大黄 12g　黄芩 10g　黄连 8g　水蛭 10g 地龙 10g 赤芍 15

3. 脾虚痰湿

主症：饮食量并不很大，面虚浮，皮肤细白，肌肤较松弛，形体胖而不壮，可以没有明显不适感，也可能出现口淡无味、食后腹胀、易疲劳、头部昏沉欠清爽等症，舌质一般较淡，苔白腻，脉滑。

治法：健脾利湿。

方药：六君子汤。

处方：党参 15g 茯苓 10g 炒白术 10g 陈皮 10g 清夏、10g 炙甘草 8g

第三节　高脂血症及高脂蛋白血症

【概述】

由于脂代谢或运转异常使血浆中一种或几种脂质高于正常称为高脂血症，可表现为高胆固醇血症、高甘油三酯血症或两者兼有（混合性高脂血症）。脂质不溶或微溶于水，必须与蛋白质结合以脂蛋白形式存在，才能在血液循环中运转，因此高脂血症常为高脂蛋白血症的反映。高脂血症常与心血管疾病，尤其与冠心病的发生和发展密切相关，是代谢综合征的组成成分之一。

高脂血症虽不见于古代文献中，但类似本病的记载很多，散见于“心悸”“眩晕”“胸痹”“中风”“消渴”“痰浊”“痰瘀”等病证之中。

【诊断与鉴别诊断】

一、诊断

（一）症状

血脂紊乱可在相当长的一段时间内无症状，主要临床表现有两个方面：一是脂质在真皮内沉积引起黄色瘤，二是脂质在血管内皮沉积引起动脉粥样硬化、冠心病、脑血管病和周围血管病。

（二）体征

常有黄色瘤、角膜环和高脂血症眼底改变。

（三）辅助检查

1. 血脂：常规检查血浆 TC 和 TG 水平，目前认为中国人血清 TC>5.72mmol / L(220mg / dl)，TG>1.70mmol / L 为升高。

2. 脂蛋白：LDL-C>3.64mmol / L 为升高，HDL-C<0.91mmol / L 为降低。

二、鉴别诊断

高脂血症需要注意区分原发性和继发性，继发性者是由于一些全身性疾病引起的血脂异常，如糖尿病、甲状腺功能减退症、肾病、某些药物等，在排除继发性后，可诊断为原发性。

【治疗】

一、西医治疗

1. 饮食、运动治疗：减除过多的总热量，脂肪入量<30％总热量，饱和脂肪

酸占8%～10%，每日胆固醇入量<300mg，积极参加体育活动，减轻体重。

2.药物治疗

他汀类：主要适用于高胆固醇血症，对轻中度高甘油三酯血症也有一定疗效，常用剂量有洛伐他汀20～80mg / d，辛伐他汀10～80mg / d普伐他汀10～40mg / d，氟伐他汀20～40mg / d。

贝特类：主要适用于高甘油三酯血症或以高甘油三酯升高为主的混合性高脂血症，常用制剂有：氯贝丁酯（0.25g～0.5g / 次，3次 / 日），苯扎贝特（0.2g/次，3次 / 日），非诺贝特（0.1g / 次，3 次 / 日），吉非贝特（0.6g/次，3次 / 日）。

胆酸螯合树脂类：仅适用于单纯高胆固醇血症，对高甘油三酯血症无效。如考来烯胺（4～5g / 次，3次 / 日），考来替泊（4～5g / 次，3次 / 日）。

烟酸及其衍生物：烟酸可降低TC、TG、LDL-C，还可升高血HDL-C水平，开始0.1g / 次，3次 / 日。

鱼油制剂w-3脂肪酸：二十碳五烯酸和二十二碳六烯酸，有轻度降低甘油三酯和升高HDL-C作用，主要适用于轻度的高甘油三酯血症。

3.其他：如外科治疗，血浆净化，基因治疗等。

二、中医治疗

1.痰浊内阻

主症：形体肥胖，胸闷憋气，心前区隐痛，头重如裹，肢麻沉重，眩晕，舌苔滑腻，脉弦滑。

治法：豁痰宽胸，通阳活血。

方药：栝蒌薤白半夏汤合失笑散加减。

处方：栝蒌15g 薤白10g 半夏10g 生蒲黄10g 五灵脂10g 丹参15g 生山楂15 泽泻10g

2. 肝肾阴虚

主症：头晕耳鸣，肢体麻木，口苦咽干，五心烦热，腰膝酸软，健忘不寐，盗汗，舌红少苔，脉细数。

治法：滋补肝肾，益阴养血。

方药：杞菊地黄丸合二至丸加减。

处方：枸杞 15g 菊花 10g 泽泻 10g 丹皮 10g 生地 10g 熟地 10g 山茱萸 10g 首乌 10g 黄精 10g 女贞子 10g 旱莲草 10g 生山楂 10g

3. 脾肾阳虚

主症：头目昏眩，完谷不化，腰酸膝冷，小便不利或夜尿频繁，五更泄泻，舌淡苔白，脉细而沉。

治法：补肾健脾，温阳化浊。

方药：金匮肾气丸合理中汤加减。

处方：熟附子 6g 肉桂 6g 党参 10g 干姜 8g 炙甘草 6g 淫羊藿 10g 藿香 10g 佩兰 10g 炒苍术 10g 薏米 10g 茯苓 10g 木香 10g 泽泻 10g

第四节　甲状腺功能亢进症

【概述】

甲状腺功能亢进症（简称甲亢）是指由多种病因导致甲状腺激素分泌过多引起的临床综合征，以毒性弥漫性甲状腺肿（Graves 病，简称 GD）最多见。下面就介绍 Graves 病。

Graves 病是一种伴甲状腺激素分泌增多的器官特异性自身免疫病。好发于 20～40 岁女性，男女之比为 1：4～1：6。临床表现以高代谢症候群、弥漫性甲状腺肿、眼征、皮损和甲状腺肢端病为特征。由于多数患者同时有高代谢症和甲状腺肿大，故又称为毒性弥漫性甲状腺肿。

甲亢属于中医学的“瘿气”等范畴。

【病因病机】

本病的病因和发病机制未完全阐明，近代研究证明其为器官特异性自身免疫病。以遗传易感为背景，因感染、精神创伤等诱发体内免疫功能紊乱而发病。GD浸润性突眼主要与细胞免疫有关。

中医学认为，瘿气的发生与体质因素及情志因素有关。病初以实证多见，日久则津伤阴耗气损，而渐见阴津不足，气阴两虚。其病位在颈前，与肝、肾、心、胃等脏腑密切相关。体质因素是瘿气形成的内在原因，引起瘿气的诱因则与情志失调有关。素体阴虚，疏泄失常，气郁化火，金烁痰结，伤阴耗气为瘿气的基本病理。其病与肝肾的关系最为密切，又涉及心脏与胃腑。无论火盛、气郁、痰结、阴伤、气耗，都可使脉道虚涩，血行不畅，而致血瘀。

【诊断与鉴别诊断】

多数缓慢起病，少数在精神创伤或感染等反应后急性起病。临床表现不一，典型表现有高代谢症候群、甲状腺肿大和突眼征。老年和小儿患者的临床表现常不典型。

（一）典型病例常有下列表现和体征

1.甲状腺激素分泌过多症候群

（1）高代谢症候群：怕热多汗、疲乏无力、消瘦、低热，危象时可有高热。糖耐量减低或糖尿病加重，血总胆固醇降低，负氮平衡，体重下降，尿酸排出增多。

（2）精神、神经系统表现：神经过敏、多言多动、紧张多虑、焦躁易怒、不安失眠、记忆力减退。有时有幻觉、幻想，甚至亚躁狂症或精神分裂症。可有手、舌、眼睑震颤。偶有抑郁寡言、神情淡漠。

（3）心血管系统表现：心悸、胸闷、气短。严重者可发生甲亢性心脏病，表现为心动过速、心律失常、心脏增大、收缩压增高等。

（4）消化系统表现：食欲亢进，食量增多、大便次数增多、大便呈糊状及含不消化食物。

（5）肌肉骨骼系统：部分患者有甲亢性肌病、肌无力及肌萎缩。亦可发生增生性骨膜下骨炎。

（6）生殖系统：女性常有月经减少或闭经。男性有阳痿，偶有乳腺发育。

2. 甲状腺肿大：多呈弥漫性、对称性甲状腺肿大，随吞咽动作上下移动；质软、无压痛；肿大程度与甲亢轻重无明显关系；由于甲状腺的血流量增多，故在左右叶上下极可触及震颤，闻及收缩期吹风样或连续性收缩期增强的血管杂音。甲状腺弥漫性对称性肿大伴杂音和震颤为本病一种特殊体征。

3. 眼征：GD患者中约25%～50%，伴有突眼征。突眼与甲亢同时发生，但也可在甲亢症状出现前或甲亢经药物治疗后出现，少数仅有突眼而缺少其他临床表现。按病变程度可分为单纯性（良性、干性、非浸润性）和浸润性（恶性、水肿性）突眼两类。

（1）单纯性突眼的常见眼征：

①眼球向前突出，突眼度一般不超过18mm；瞬目减少。

②上眼睑挛缩、睑裂宽，向前平视时，角膜上缘外露。

③双眼向下看时上眼睑不能随眼球下落或下落滞后于眼球。

④向上看时，前额皮肤不能皱起。

⑤两眼看近物时，眼球辐辏不良。

以上眼征主要与交感神经和甲状腺素的B肾上腺素能样作用致眼外肌和提上睑肌张力增高有关，球后及眶内软组织的病理改变轻，经治疗常可恢复，预后良好。

（2）浸润性突眼：除上述眼征更明显外，往往伴有眼睑肿胀肥厚，结膜充血水肿。眶内软组织肿胀、增生和眼肌的明显病变使眼球明显突出可达 30mm，活动受限。患者述眼内异物感、眼部胀痛、畏光、流泪、复视、斜视、视野缩小及视力下降等。严重者眼球固定，且左右突眼度不等，眼睑闭合不全，角膜外露可形成溃疡或全眼球炎，甚至失明。浸润性突眼虽较少见，但预后较差。

（二）辅助检查

1. 甲状腺功能：血清总甲状腺素（TT_4）、血清游离甲状腺素（FT_4）、血清总三碘甲状腺原氨酸（TT_3）、血清游离三碘甲状腺原氨酸（FT_3），反 T_3（rT_3）均升高。TSH 降低（uTSH<0.5mU／L）。甲状腺功能改变时，TSH 的波动较 T_3、T_4 更迅速而显著。

2. 促甲状腺激素释放激素（TRH）兴奋试验：甲亢时，静脉注射 TRH 后，TSH 不升高。

3. 三碘甲状腺原氨酸抑制试验（T_3 抑制试验）：甲亢患者不被抑制，所以摄 ^{131}I 率下降小于 50%。

4. 甲状腺摄 ^{131}I 率：增高且高峰前移。

5. 甲状腺自身抗体测定：血 TSAb 阳性。

6. 基础代谢率测定（BMR）：根据基础代谢率增高值将甲亢分为轻、中、重三度。+15%～+30%为轻度；+30%~+60%为中度，+60%以上为重度。

7. 影像学检查：超声、放射性核素扫描、CT、MRI 等有助于甲状腺、异位甲状腺和球后病变性质的诊断，可根据需要选用。

典型病例的诊断并不困难，尤其是注意怕热、多汗、易激动、食欲亢进、消瘦、手颤，静息时心率过速，眼征及甲状腺肿大等。如在甲状腺上查得血管杂音和震颤则更有意义。对轻症及不典型病例，则需根据情况，选择必要的实验室检查才可明确诊断。

（三）甲亢的主要分类

1. 甲状腺性甲亢

(1)Graves 病

（2）自主性高功能甲状腺结节或腺瘤（Plummer 病）

（3）多结节性甲状腺肿伴甲亢

（4）滤泡性甲状腺癌

（5）碘甲亢

（6）新生儿甲亢

2. 垂体性甲亢

3. 异源性 TSH 综合征

（1）绒毛膜上皮癌伴甲亢

（2）葡萄胎伴甲亢

（3）肺癌和胃肠道癌伴甲亢

4. 卵巢甲状腺肿伴甲亢

5. 甲状腺毒症

（1）甲状腺炎甲状腺毒症

①亚急性甲状腺炎

②慢性淋巴细胞性甲状腺炎（桥本甲状腺炎）

③放射性甲状腺炎

（2）药源性甲状腺毒症

（四）鉴别诊断

1、单纯性甲状腺肿

除甲状腺肿大外，并无上述症状和体征，虽然所有时 ^{131}I 摄取率增高，T_3 抑制试验大多显示可抑制性，血清 T_3、rT_3 均正常。

2、自主性高功能性甲状腺结节

扫描时放射性集中于结节外，经 TSH 刺激后重复扫描，可见结节放射性增高。

3、其他

结核病和风湿病常有低热、多汗、心动过速等；以腹泻为主要表现者常易被误诊为慢性结肠炎；老年甲亢的表现多不典型，常有淡漠、厌食、明显消瘦，容易被误诊为癌症。

【治疗】

一、西医治疗

1. 一般治疗：适当休息。避免精神刺激。注意补充足够热量和营养，包括糖、蛋白质和 B 族维生素等，以补充消耗。

2. 抗甲状腺药物治疗：常用的抗甲状腺药物分为硫脲类（甲硫氧嘧啶、丙硫氧嘧啶）和咪唑类（甲巯咪唑又名他巴唑、卡比马唑又名卡比马唑）。长程治疗分初治期、减量期、维持期，按病情轻重决定剂量。

初治期：甲硫氧嘧啶或丙硫氧嘧啶 300～400mg / d，或甲巯咪唑或卡比马唑 30～40mg / d，分 3 次口服，症状缓解或血 TH 恢复正常时即可减量。

减量期：约每 2～4 周减量一次，甲硫氧嘧啶或丙硫氧嘧啶每次减 50～100mg，甲巯咪唑或卡比马唑每次减 5～10mg，待症状完全消除，体征明显好转后再减至最小维持量。

维持期：甲硫氧嘧啶或丙硫氧嘧啶 50～100mg / d，或甲巯咪唑或卡比马唑 5～10mg / d，维持 1.5～2 年。

3. 对症治疗

（1）心率加快：普萘洛尔 10mg / 次，3 次 / 日，口服。

（2）烦躁不安：安定 2.5 mg/次，3 次 / 日，口服。

4. 放射性 ^{131}I 治疗：利用甲状腺高度摄取和浓集碘的能力及 ^{131}I 释放出 β 射

线对甲状腺的毁损效应，破坏滤泡上皮而减少 TH 分泌。适用于中度甲亢年龄在 30 岁以上者；对抗甲状腺药物有过敏等反应而不能继用，或长期治疗无效，或治疗后复发者；合并心、肝、肾等疾病不宜手术，或术后复发，或不愿手术者。

5. 手术治疗：手术方式为甲状腺次全切除术。适用于中、重度甲亢，服药无效，或甲状腺巨大有压迫症状者。

二、中医治疗

养阴清热，解郁化痰为本病的基本治则。瘿气初起，年轻、体质尚好者，常以气郁痰结化热为主，病位在肝，可化痰、解郁、清火为治；病情进展，又见阴虚、肝郁、痰结夹杂，常以阴虚内热、气郁痰结化热共见，而表现为肝、肾、心、胃等脏腑的热象，征候既有虚热，又有实火，或不同脏腑的热象兼而有之。病久则阴虚愈加明显，或可伤阴耗气，出现气阴两虚证候，累及心、脾、肾脏。故对病程较长、年老、体质弱的患者，即使证候以实证为主者，治疗也应当酌情给予养阴生津益气，以扶正气。病久入络，证候兼夹瘀血的，需配伍活血化瘀通络以治。

1. 痰气热结

主症：颈前肿大，眼突，烦热，手指震颤，颈前肿胀。两目外突，急躁易怒；胸闷胁痛，攻窜两肋，精神抑郁，双乳胀痛，女子月经不调，或心悸，多食易饥，恶热汗出。舌质红，舌苔黄或黄腻，弦或弦数。

治法：解郁化痰，清热散结。

方药：丹栀逍遥散合消瘰丸加减。

处方：丹皮 12g 炒栀子 12g 柴胡 15g 枳壳 15g 陈皮 15g 青木香 10g 海藻 20g 海带 15g 海蛤壳 15g 昆布 15g 海螵蛸 15g 牡蛎 30g 浙贝母 15g 玄参 15g

加减：急躁易怒，肢震指颤者，可酌加石决明、钩藤、白蒺藜、夏枯草等清肝泻火，平肝息风，热扰心神而见烦热心悸，可给予生地、丹参、夜交藤等养心安神；双乳胀痛，月经不调，可加郁金、益母草等为治；胃热甚者，加石膏、石斛等。

2. 肝火旺盛

主症：颈前轻、中度肿大，柔软光滑，烦躁易怒，恶热汗多，消谷善饥，面部烘热，手指震颤，眼突颈大；口苦咽干，头晕目眩，渴欲冷饮，大便秘结；或心悸胸闷，或失眠、女子月经量少及延期。舌质红，苔薄黄，脉弦数。

治法：清肝泻火。

方药：龙胆泻肝汤加减。

处方：龙胆草 15g 黄芩 10g 炒栀子 10g 生地 15g 当归 15g 泽泻 10g 丹皮 15g 柴胡 10g 白芍 10g 茯苓 15g 黄药子 10g

加减：可酌加消瘰丸、夏枯草以养阴清热，化痰散结之用；肝火上扰，而见头目眩晕者，可加菊花、夏枯草；胃热盛者，可用白虎汤清解阳明之热，或加石膏、黄连泄中焦之热，或再加石斛、玉竹、麦冬以助胃液；兼大便秘结者，酌用大黄或增液承气汤通腑泄热；热郁生风者，宜加石决明、珍珠母、钩藤等平肝息风；热扰心神者，可予重用生地，加酸枣仁、夜交藤、丹参等；月经量少及延期者，可合以两地汤为治。

3. 心肝阴虚

主症：颈前肿大，柔软光滑，眼突眼干，手颤，心悸汗出，多食易饥，消瘦，五心烦热，烦躁失眠，手颤，眼突颈胀。或饥不欲食，口干；或头晕乏力，目干而赤，胸胁胀满；或女子月经延期，量少，闭经。舌质红，舌体小，或舌体颤动，苔少，脉弦细数。

治法：益阴养血，宁心柔肝。

方药：天王补心丹合一贯煎加减。

处方：酸枣仁 30g 柏子仁 10g 麦门冬 10g 天门冬 10g 生地黄 15g 当归 10g

沙参 10g 丹参 15g 玄参 15g 枸杞子 15g 川楝子 10g 牡蛎 30g 桔梗 6g

加减：见肢动手颤，舌体颤动者，又可加用石决明、珍珠母、钩藤等平肝息风；阴虚内热，见烦热汗出者，可酌加丹皮、栀子、知母等清热之品；胃阴不足，多食易饥或饥不欲食者，可加石斛、玉竹。

4. 气阴两虚

主症：心悸怔忡，汗出气短，手足心热，手指震颤，颈大眼突，饥不欲食，消瘦；神疲乏力，失眠，虚烦潮热；或渴不欲饮，腹胀脘闷，大便溏薄；或头晕耳鸣，腰酸齿摇；或足跗水肿。舌质红，或红绛，或淡红，苔少，脉细而无力，或细数无耙或缓而无力，或结代促。

治法：益气养阴。

方药：生脉散加减。

处方：人参 10g 麦冬 12g 五味子 12g

加减：气虚明显者，可视心脾肾虚损情况，酌加选用相应的药物治疗；心气阴两虚为主，可合归脾汤加减；脾虚为主者，可加山药，合四君子汤、补中益气汤等；肾虚明显者，合六味地黄丸；偏于气虚的，宜加黄芪、党参、白术等；足跗水肿者，可在益气养阴基础上酌情选用渗湿利水药物，如泽泻、茯苓、猪苓、车前子等；汗多者酌加浮小麦、糯稻根敛汗；偏于阴虚者，宜加生地、玄参，合二至丸、六味地黄丸等；兼夹瘀血者，酌加丹参、三七、桃红四物汤。

第五章 呼吸系统常见疾病中西医诊疗与合理用药

第一节 急性上呼吸道感染

【概述】

急性上呼吸道感染简称上感，是包括自鼻腔至喉部之间的急性炎症的总称，广义上的上感不是一个疾病诊断，而是一组疾病，包括普通感冒、病毒性咽炎、喉炎、疱疹性咽峡炎、咽结膜炎、细菌性咽--扁桃体炎，是最常见的感染性疾病。90%左右由病毒引起，细菌感染常继发于病毒感染之后。本病四季、任何年龄均可发病，通过含有病毒的飞沫、雾滴，或经污染的用具进行传播。常于机体抵抗力降低时，如受寒、劳累、淋雨等情况后发病，原已存在或由外界侵入的病毒或（和）细菌，迅速生长繁殖，导致感染。本病起病较急，潜伏期 1--3 天不等，随病毒而异。主要表现为鼻部症状，如喷嚏、鼻塞、流清鼻涕，也可表现为咳嗽、咽干、咽痒或灼热感等，甚至鼻后滴漏感。2--3 天后鼻涕变稠，常伴有咽痛、流泪、味觉减退、呼吸不畅、声嘶等。一般无发热及全身症状，或仅有低热、轻度畏寒、头痛。体检可见鼻腔黏膜充血、水肿、有分泌物，咽部充血。本病预后良好，有自限性，一般 5—7 天痊愈。继发疾病常有支气管炎、肺炎、鼻窦炎等，少数人可并发急性心肌炎、肾炎、风湿热等。

本病在中医临床中多以“伤风”“感冒”“伤寒”命名。

【诊断与鉴别诊断】

一．诊断

（一）症状

急性起病，疾病早期表现为咽部不适、咽喉干燥或咽痛，继之出现喷嚏、流涕、鼻塞、咳嗽、声嘶或流泪等症状，可伴有头痛或头昏、恶寒、发热、全身不适、乏力、肢体酸痛、食欲减退等症状。

（二）体征

多有不同程度的发热，鼻部、咽喉部多可见充血、水肿，颌下淋巴结可有肿大、压痛。

（三）辅助检查

1. 血常规：病毒性感染患者白细胞计数正常或偏低，淋巴细胞比例可见升高。细菌感染患者白细胞计数、中性粒细胞增多，细胞核左移现象。

2. 病毒和病毒抗原的测定：视需要可用免疫荧光法、酶联免疫吸附检测法、血清学诊断法和病毒分离与鉴定，以判断病毒的类型，并区分病毒和细菌感染。

3. 细菌培养：细菌培养可用于判断细菌类型和药敏试验以指导临床用药。

二、鉴别诊断

本病需与下列疾病鉴别；

一、过敏性鼻炎

临床上很像“伤风”，所不同者起病急骤、鼻腔发痒、频繁喷嚏、流清水样鼻涕，发作与环境或气温突变有关，有时对异常气味亦可发作，经过数分钟至 1—2h 痊愈。检查：鼻黏膜苍白、水肿，鼻分泌物涂片可见嗜酸粒细胞增多。

二、流行性感冒

常有明显的流行。起病急，全身症状较重，高热、全身酸痛、眼结膜炎症状明显，但鼻咽部症状较轻。取患者鼻洗液中黏膜上皮细胞的涂片标本，用荧光标记的流感病毒免疫血清染色，置荧光显微镜下检查，有助于早期诊断，或病毒分离或血清学诊断可供鉴别。

三、急性传染病前驱症状

如麻疹、脊髓灰质炎、脑炎等在患病初常有上呼吸道症状，在这些病的流行季节或流行区应密切观察，并进行必要的实验室检查，以资区别。

【治疗】

一、西医治疗

1、对症治疗

病情较重或发热者，或年老体弱者应卧床休息，忌烟，多饮水，室内保持空气流通。如有发热、头痛，可选用解热止痛片如复方阿司匹林、索米丁片等口服。咽痛可用消炎喉片含服，局部雾化治疗。鼻塞、流鼻涕可用1%麻黄素滴鼻。

2、抗菌药物治疗

如有细菌感染，可选用适合的抗生素，如青霉素、红霉素、螺旋霉素、氧氟沙星。单纯的病毒感染一般可不用抗生素。

化学药物治疗病毒感染，尚不成熟。吗啉胍（ABOB）对流感病毒和呼吸道病毒有一定疗效。阿糖腺苷对腺病毒感染有一定效果。利福平能选择性抑制病毒RNA聚合酶，对流感病毒和腺病毒有一定的疗效。近年发现一种人工合成的、强有力的干扰素诱导剂-聚肌胞（简称poly 1：C）可使人体产生干扰素，能抑制病毒的繁殖。

二、中医治疗

1.风寒证

主症：恶寒无汗，头身疼痛，骨节酸痛，鼻塞，喷嚏，清涕，咽痒，咳嗽，痰液清稀，体温不高或低烧，舌红苔薄白，脉浮紧。

治法：辛温解表。

方药：荆防汤、葛根汤、桂枝汤等化裁。

荆芥10g 防风10g 羌活10g 独活10g 白芷10g 川芎10g 柴胡10g 前胡10g

桔梗 10g 枳壳 10g 茯苓 10g 甘草 10g

2. 风热证

主症：发热明显而恶寒轻，面红，肤热，头胀痛，咽肿痛甚，口干饮水多，咳嗽，痰黄，涕黄，舌红苔薄白少津或黄，脉浮数。

治法：辛凉解表。

方药：银翘散、桑菊饮化裁。

银花 3 魄连翘 15g 牛蒡子 10g 薄荷 10g 黄芩 10g 竹叶 10g 桔梗 10g 甘草 10g

3. 表湿证

主症：全身酸痛疲惫，头胀，胸闷，恶心，口淡，饮食无味，大便溏泻、苔腻、脉浮濡。

治法：化湿解表。

方药：六一散、香薷汤化裁。

银花 30g 连翘 20g 香薷 10g 扁豆 15g 厚朴 10g 滑石包 30g 甘草 10g

4. 表寒里热证

主症：发热，恶寒无汗，口渴、咽痛，鼻塞、声重，咳嗽气急，痰黄质稠，尿赤，便秘，舌苔黄白相间，脉浮数。

治疗：解表清里，宣肺疏风。

方药：双解汤化裁。

麻黄 10g 荆芥 10g 防风 10g 薄荷 10g 石膏 50g 黄芩 10g 连翘 20g 栀子 10g 桔梗 10g 杏仁 10g 瓜蒌 20g 桑白皮 10g 枇杷叶 10g 甘草 10g

第二节　急性气管一支气管炎

【概述】

急性气管一支气管炎（acute tracheobronchitis）是由生物、物理、化学刺激或过敏等因素引起的急性气管一支气管黏膜炎症。多为散发，无流行倾向，年老体弱者易感。临床症状主要为咳嗽和咳痰。常发生于寒冷季节或气候突变时。也可由急性上呼吸道感染迁延不愈所致。

急性支气管炎在中医临床中多属于“咳嗽”范畴。

【诊断与鉴别诊断】

一、诊断

（一）症状

急性感染性支气管炎的全身症状一般较轻，起病前表现上呼吸道感染的症状如鼻塞、喷嚏、声音嘶哑、全身不适等，部分病人表现畏寒、发热、全身肌肉酸痛、咳嗽、咳痰、痰量逐渐增多。剧烈咳嗽通常是支气管炎出现的信号，痰液为黏液样或黏液脓性痰，偶有痰中带血，随后可转为黏液脓性或脓性，痰量增多，咳嗽加剧，明显的脓痰提示多重细菌感染。部分患者有烧灼样胸骨后痛，咳嗽时加重。无并发症的严重病例，体温升高，可达 38.3℃～38.8℃，持续 3～5 天，随后急性症状消失，咳嗽、咳痰可迁延 2～3 周才消失。如迁延不愈，日久可演变为慢性支气管炎。如支气管出现痉挛，表现程度不等的气促，伴胸骨后发紧感。持续发热提示合并肺炎，可发生继发于气道阻塞的呼吸困难。

（二）体征

本病一般不发热，也可有低热或中等度发热。查体多无明显肺部体征，双肺听诊呼吸音粗糙，偶有散在的高音调或低音调干啰音，或肺底部闻及捻发音或湿啰音，咳嗽后常可闻及哮鸣音。持续存在的肺部局部体征提示支气管肺炎的发生。

（三）辅助检查

周围血白细胞计数可正常。由细菌感染引起者，可伴白细胞总数和中性粒细胞百分比升高，血沉加快。痰培养可发现致病菌。X 线胸部 X 线检查大多为肺纹理增强。少数无异常发现。

二、鉴别诊断

支气管炎主要依据咳嗽、痰鸣，肺部听诊有不固定的干湿啰音等做出诊断。哮喘性支气管炎主要依据反复发作史、明显的呼气性喘鸣、肺部广泛的哮鸣音、呼气延长等诊断。需与下列疾病鉴别。

（一）流行性感冒

急性支气管炎的症状与流行性感冒颇相似，但根据流行性，急骤起病，全身明显的中毒症状、高热、全身肌肉酸痛、上呼吸道感染症状为主等特点可加以鉴别，病毒分离和补体结合试验可以确诊。

（二）支气管肺炎

重症支气管炎与支气管肺炎早期有时难于区别。支气管肺炎表现气促、呼吸困难，两肺可闻及固定的细小湿啰音，尤以肺底、脊柱旁、腋下为明显，可供鉴别。

（三）支气管哮喘

多见于中青年，有反复发生的哮喘病史，症状发作可与感染无关，也可由感染诱发。患者一般不发热，常在清晨或夜间突然发作，以喘憋、呼吸困难为主要临床表现，肺部听诊可闻及满布哮鸣音，应用支气管扩张剂、皮质激素治疗多能迅速缓解。以上特点可与急性支气管炎鉴别。

（四）毛细支气管炎

主要由呼吸道合胞病毒感染所致，多见于6个月以内婴儿，常突然起病，病初时呼吸道症状明显较中毒症状严重，表现为发作性喘憋，呼气性呼吸困难，明显三凹征，发绀，一般体温不升高，双肺可闻及明显哮鸣音，肺底部可闻有细湿啰音。以上特点可与急性支气管炎鉴别。

（五）反复发作的支气管炎症

应注意与支气管异物、先天性上呼吸道畸形、右肺中叶综合征等疾病鉴别。

【治疗】

一、西医治疗

1.一般治疗：病人应休息至体温正常，发热期间应鼓励病人喝水（3～4L／d），可予解热镇痛药治疗（成人阿司匹林650mg或对乙酰氨基酚650mg，每4～6小时1次，儿童予对乙酰氨基酚10～15mg／kg，每4～6小时1次）可缓解不适和降低体温。

2.抗生素治疗：急性支气管炎如为细菌感染，可选用抗菌药物；若考虑病原为肺炎支原体时，可采用红霉素、乙酰螺旋霉素、麦迪霉素、红霉素等药物。多数患者用口服抗菌药物即可，症状较重者可用肌肉注射或静脉滴注。常用抗生素剂量如下：

阿莫西林0.5g／次，3次／日，口服。

头孢氨苄0.5g/次，3次／日，口服。

罗红霉素150mg/次，2次／日，口服。

环丙沙星0.25～0.5g／次，2次／日，口服。

青霉素80万u／次，2～4次／日，肌肉注射。

阿米卡星0.2g/次，2次／日，肌肉注射。

如无明确细菌感染情况或混合病毒感染可用或加用利巴韦林（每日10～15mg／kg，分2次肌注，或每日5mg／kg分2次作雾化吸入），亦可试用α-干扰素20万u／日肌注。

3.止咳祛痰：若痰黏稠不易吸出，可用雾化吸入，也可选用氯化铵合剂、溴己新、小儿强力痰灵（2～4岁1～2片，5～8岁2～3片）。频繁干咳影响睡眠及休息，可服少量镇咳药物，如异丙嗪及氯丙嗪（每次0.5～1mg／kg，每日2～3次），还可选用镇咳药，如喷托维林、右美沙芬、可待因、苯丙哌林等，其镇咳作用依次增强。应注意避免用药过量、时间过长，影响纤毛的生理性活动，使分泌物不易排出。

4. 解痉平喘：使用氨茶碱(2～4mg／kg·d，分 3～4 次／日口服)、舒喘灵(6 岁以下 1～2mg/d，分 3～4 次口服或每次 0.1mg/kg)、沙丁胺醇气雾剂(1～2 揿／次，每日 2～3 次，0.5 揿=0.1mg)治疗。喘鸣严重时可加用泼尼松（1mg／kg·d，分 3 次口服，4～7 天为一疗程），亦可用丙酸倍氯米松气雾剂局部用药（成人每次 1～2 揿，50μg~100μg／次，每日 3～4 次，儿童酌减，日剂量 400μg）。

5. 其他：如伴有 COPD，出现脓痰或持续高热和病情较重时，应使用抗生素。对多数成年病人，口服四环素或氨苄西林（250mg／6h）是有效的首选药物。儿童<8 岁者忌用四环素，可予阿莫西林（40mg／kg·d，分 3 次口服）。当症状持续或复发，或病情异常严重时，应做痰涂片和培养，然后根据优势病原菌及其药物敏感试验选择抗生素。如致病源为肺炎支原体或肺炎衣原体，可予红霉素（250～500mg／次，4 次／日）。

二、中医治疗

1. 风寒袭肺证

主症：咽痒，咳嗽，声重气急，咳痰稀薄色白，常伴有鼻塞，流清涕，头痛，恶寒无汗等表寒证症状，舌苔薄白，脉浮或浮紧。

治法：祛风散寒，宣肺化痰。

方药：三拗汤加减。

麻黄 4.5g 杏仁 9g 甘草 3g 荆芥 9g 前胡 9g 象贝母 9g 半夏 9g 桔梗 3g

加减：体温高者，加羌活 10g、川桂枝 6g；恶寒怕冷者，加苏叶 10g；痰多色白者，加白芥子 10g；舌苔白腻者，加苍术 10g、厚朴 10g。

2. 风热犯肺证

主症：咳嗽频剧，气粗或咳声嘶哑，喉燥咽痛，咳痰不爽，痰黏稠或稠黄，咳时汗出，常伴鼻流浊涕，头痛，恶风，发热等表热证症状，舌尖红，舌苔薄黄，脉浮数或浮滑。

治法：祛风清热，宣肺化痰。

方药：麻杏石甘汤加减。

麻黄 4.5g 石膏先煎 30g 杏仁 9g 甘草 3g 黄芩 9g 连翘 9g 芦根 30g 桔梗 30g

加减：咽部红痛，加板蓝根 15g，蒲公英 15g；痰黄量多，加象贝母 10g，葶苈子 10g；大便干结，加麻仁 10g，全瓜蒌 10g。

3. 温燥伤肺证

主症：干咳无痰，或痰少而黏不易咳出，或痰中带血，口干咽痛，唇鼻干燥，微寒身热，舌尖红，舌苔薄黄而干，脉浮数。

治法：清宣温燥，润肺止咳。

方药：桑杏汤加减。

桑叶 10g 沙参 12g 雪梨皮 12g 杏仁 9g 瓜蒌仁 15g 玄参 12g 马勃 8g 麦冬 10g 玉竹 15g 丹皮 8g 知母 10g

4. 痰热蕴肺证

主症：咳嗽，咳声重浊，咳痰量多，痰色黄黏或白黏，不易咳出，口干口苦，烦渴不解，大便干燥，舌红苔黄或腻，脉滑数。

治法：清肺止咳化痰。

方药：泻白散加减。

桑白皮 10g 杏仁 10g 葶苈子 10g 赤茯苓 10g 车前子包 10g 黄芩 10g 象贝 10g 鱼腥草 15g 桔梗 3g 甘草 6g

加减：痰黄而稠者，加陈胆星 10g，黛蛤散包 10g；咳嗽发热者，加知母 10g，生石膏 30g；大便秘结者，加全瓜蒌 10g，竹沥冲 1 支。

第三节 支气管哮喘

【概述】

支气管哮喘（bronchial asthma），简称哮喘，是由多种细胞（如肥大细胞、嗜酸性粒细胞、中性粒细胞、T淋巴细胞、气道上皮细胞及平滑肌细胞等）及细胞组分（如IL-2，组胺、白三烯等）参与的气道慢性炎症性疾病。临床上主要表现为气道对多种刺激因子反应性增高，可出现反复发作的喘息，气促、胸闷和（或）咳嗽等症状，多在夜间和（或）凌晨发作或加重，多数患者症状可自行或经治疗后缓解。近年来，美国、英国、澳大利亚，新西兰等国家哮喘患病率和死亡率有上升趋势，全世界约有3亿哮喘患者，已成为严重威胁公众健康的一种主要慢性疾病，我国哮喘的患病率约为0.5%～5%，且呈逐年上升趋势，据测算全国约有6000万以上哮喘患者。

【诊断与鉴别诊断】

一、诊断

（一） 诊断标准

1、反复发作喘息，呼吸困难，胸闷或咳嗽，多与接触变应原，病毒感染，运动或某些刺激物有关。

2、发作时双肺可闻及散在或弥漫性，以呼气期为主的哮鸣音。

3、上述症状可经治疗缓解或自行缓解。

4、排除可引起喘息或呼吸困难的其他疾病。

5、对症状不典型者（如无明显喘息或体征），应最少具备一项试验阳性：

（1）若基础FEV1（或PEF）<70%预计值，吸入β2激动剂后FEV1（或PEF）增加12%且绝对值增加200ml以上。

（2）PEF变异率（用呼气峰流速仪测定，清晨及入夜各测一次）≥20%。

（3）支气管激发试验（或运动激发试验）阳性。

（二） 分型根据病史，症状，体征和实验室检查结果的特点，临床上将哮喘分为外源性哮喘和内源性哮喘两型。

（三） 病情严重度分级。

1、轻度：间歇短暂发作，每周 1～2 次 。EFV1（或 PEF）预计值的 80% ，仅需间断吸入（或口服）。每月夜间发作 2 次或以下 ，PEF 变异率≤20% β 激动剂或茶碱 ，两次发作间无症状 ，应用支气管舒张剂后 EFV1（或 PEF）在正常范围 。

2、中度：每周哮喘发作＞2 次，EFV1（或 PEF）为预计值的 60%～80%，经常需用支气管舒张剂，每月夜间哮喘发作＞2 次，PEF 变异率在 20%～30%之间，需每日吸入糖皮质激素，几乎每次发作均需吸入 β2 激动剂，治疗后 EFV1（或 PEF）可恢复。

3、重度：经常发作哮喘 ，EFV1（或 PEF）＜预计值的 60% ，需每日给予支气管舒张剂，活动受限，PEF 变异率＞30%，需每日吸入大剂量皮质激素。

二、鉴别诊断

（一）心源性哮喘

心源性哮喘常因左心衰竭所致，发作时的症状与支气管哮喘颇为相似。心源性哮喘多见于老年人，多数有导致左心衰竭的基础病史，追问病史多发现诱因，症状多于夜间发作，临床表现为胸闷、呼吸急促而困难，可有咳嗽、咳大量稀薄水样或泡沫状痰或可能为粉红色泡沫痰，严重者表现发绀、面色灰暗、冷汗、精神紧张而恐惧，查体可见典型的肺底湿啰音，心脏向左扩大，可闻及心脏瓣膜杂音，心音可不规律甚至有奔马律。胸部 x 线可见心影扩大，克氏线，叶间隔变阔，叶间隔线可下移至基底肺叶，对鉴别诊断有帮助。支气管哮喘多起病于幼年或青壮年，多有家族史或个人过敏史、哮喘发作史，无心脏病史。发作时双肺可闻及哮鸣音，肺部过度充气体征，心脏体征正常，肺动脉瓣区第二心音增强。胸部 x 线可见肺野清晰，肺气肿征，对氨茶碱、β 受体兴奋剂多有较好疗效。在急诊中，心源性哮喘与哮喘急性发作一时鉴别有困难，可先用氨茶碱静脉注射，暂不使用肾上腺素或吗啡。

（二）喘息性支气管炎

喘息性支气管炎有喘息表现和哮鸣音，与支气管哮喘甚难鉴别，在发病机制上也可能与感染性哮喘相同。两者的鉴别要点在于仔细了解疾病的发生、发展过程。支气管哮喘的首发症状为喘息，咳嗽程度较轻，症状具有可逆性或阵发性的特点，对平喘药物的反应较敏感。喘息性支气管炎首发症状为咳嗽、咳痰，且咳嗽频繁，痰量较多，症状可持续多年，尤以冬季为重，较喘息症状更为突出，症状往往迁延不愈，喘息为继发症状，持续较久，一般平喘药疗效较差，与哮喘的喘息发作具有阵发性或可逆性的特点不同。有关气道阻力、气道反应性等肺功能检查指标，喘息性支气管炎在治疗前后比较，其改善程度不如支气管哮喘明显，血与痰中嗜酸粒细胞不增加，如果病人有吸烟嗜好，则喘息性支气管炎的可能性较大，而支气管哮喘患者即使有吸烟嗜好，在哮喘发作期间多能主动停止抽烟，可供鉴别参考。

（三）嗜酸细胞性肺炎

嗜酸细胞性肺炎是一组肺嗜酸细胞浸润的疾病，可能有哮喘的症状，特别是哮喘性嗜酸细胞性肺炎尤为明显。哮喘性嗜酸细胞性肺炎可见于任何年龄，大多数与下呼吸道细菌感染有关，又名过敏性支气管肺球菌病。本病患者血中：IgE 也常增高，血嗜酸性粒细胞增多，多数病人对曲菌过敏原皮试呈 I 型或III型过敏反应，血清内多有沉淀素抗体存在。临床表现有喘息、阵发性咳嗽，可咳出棕黄色小痰栓或支气管管型。胸片可见肺部反复出现异常阴影，痰栓中可有曲菌和嗜酸细胞，支气管碘油造影常可发现中心支气管扩张。临床上慢性哮喘病人，若病情顽固，并反复发生肺炎，即使痰中未分离出细菌，也有本病的可能。

（四）气管、主支气管肺癌

因癌肿压迫或侵犯气管或主支气管，使上呼吸道管腔狭窄或不完全阻塞，出现咳嗽或喘息，甚至伴哮鸣音，但病人通常无哮喘发作史，咳痰可带血，喘息症状多呈吸气性呼吸困难，哮鸣音多为局限性，平喘药物治疗无效。胸部X线检查、CT、痰细胞学及纤维支气管镜检查就不难与支气管哮喘相鉴别。

（五）肺栓塞

本病发病时可表现呼吸困难和哮鸣音，若无咯血表现或胸部X线无阳性，发现时须与支气管哮喘鉴别。本病患者胸痛常剧烈，发绀明显，伴有血压下降，心电图异常，血乳酸脱氢酶增高、血清胆红素增多。这些特点为支气管哮喘起病时所罕见。

（六）慢性支气管炎阻塞性肺气肿

本病好发于老年人，两者可合并存在，需与支气管哮喘鉴别。慢性支气管炎合并阻塞性肺气肿是临床常见，多见于中年以上或老年患者，有慢性支气管炎病史，咳嗽、咳痰的基础上，可有不同程度的呼吸困难、唇甲发绀，寒冬季节症状加重，平静时呼吸辅助肌运动明显，患者夏秋季节活动受限。查体可见胸部前后径增宽呈桶形，膈肌降低，呼吸运动受限。与支气管哮喘鉴别要点为：慢性支气管炎阻塞性肺气肿缓解期遗有咳嗽、咳痰症状，活动后可有气喘，家族史、个人过敏史不明显，血、痰液中嗜酸粒细胞不增高，痰液中无或仅有少量枯什曼螺旋体及雷登晶体。

（七）肾性哮喘

慢性肾炎尿毒症时，因酸性代谢产物排出障碍导致的中毒，刺激主动脉弓、颈动脉体化学感受器、呼吸中枢，出现深快呼吸，有时类似哮喘发作。本病通常无呼气延长、哮鸣音，疑为本病查尿常规、肾功能检查可见有异常，血气分析显示代谢性酸中毒，则有助本病诊断。

【治疗 】

一、西医治疗

（一） 确定并减少危险因素接触

部分患者能够找到引起哮喘发作的确切因素，长期避免接触这些因素是哮喘防治的最切实可行的方法。

1、尽量避免所有类型的β阻滞药，包括选择性β2阻滞药、β阻滞药的外用制剂等。

2、对于职业性哮喘，在症状出现后的头6个月内，如能彻底避免暴露职业性因素，甚至有望完全康复。

（二）患者教育

1、建立合理的预期，令患者明白虽然哮喘无法根治，但是经过长期恰当的治疗，绝大多数人可以获得有效控制。

2、教会患者识别诱因。

3、教会患者哮喘的先兆、症状、自我监测和自救。

4、确保患者正确掌握吸入制剂的用法。

5、帮助患者理解缓解发作药和控制发作药的区别。由于控制发作药无法迅速解除患者的症状，很多不知情的患者对控制药的依从性很差。患者教育可显著提高控制药的依从性。

6、良好的患者教育有助于减少住院率和死亡率。

（三）药物治疗

治疗哮喘的药物可分为“控制发作药”（controller）和“缓解发作药”（reliever）。控制发作药具有抗炎作用，也称“抗炎药”，规律应用后可以控制气道慢性炎症，减少乃至避免哮喘急性发作，控制哮喘发展，稳定肺功能。

缓解发作药具有支气管舒张作用，因此，也称“支气管舒张药”，通常是在哮喘急性发作时按需使用。

部分药物既可通过口服或注射达到全身给药，也可以通过吸入达到局部给药。气道给药技术的进步，使得气道局部有很高的药物浓度，而全身作用降低，在提高疗效的同时，也明显地降低全身副作用。

（四）气道给药技术

1、吸入型糖皮质激素（inhaled glucocorticosteroid，ICS）：

（1）目前已知的最好的控制发作药，此类药物的问世革新了哮喘治疗的面貌。ICS只是控制哮喘的病情，但无法根治哮喘。停药数周至数月后病情逐渐恶化，一般不会出现病情急剧反跳。

（2）对各个年龄段和各种程度的哮喘患者均有益处，长期规律用药可以减少急性发作的次数和程度，避免气道的不可逆改变，从而改善生活质量、降低死亡率。

（3）与β2激动药合用有协同作用。

（4）长期低剂量（400μg/d布地奈德或等效剂量的其他ICS）应用ICS是安全的，主要副作用在于给药的局部，如声音嘶哑、口腔白假丝酵母菌感染等，这些问题可以通过采用改进给药技术或者在吸入药物后及时漱口加以减轻；全身副作用可以忽略不计。

（5）大剂量（>1000μg/d布地奈德或等效剂量的其他ICS）应用ICS时就有可能出现全身副作用，目前已知的有：容易出现瘀斑（因为皮下组织变薄）、肾上腺皮质功能抑制、骨密度降低。

（6）没有证据表明ICS会增加肺部感染的概率；活动性肺结核也不是ICS的禁忌症。

2、白三烯调节药（leukotriene modifier）：包括半胱氨酰白三烯1受体拮抗药和5-脂氧合酶抑制药。

（1）有轻微的支气管舒张作用，和ICS联用的效力不及ICS和吸入长效β2激动药联用；可减轻症状。

（2）抗炎作用弱于低剂量的ICS，可减少急性发作、改善肺功能。多数情况下，作为辅助抗炎药使用，以便减少ICS的剂量。对于轻度慢性持续的患者，也可试用本类药物代替低剂量ICS用于长期维持治疗。部分阿司匹林哮喘患者对本类药物反应良好。

（3）副作用轻微，疗效的个体差异大。齐留通可能有肝毒性，需注意监测肝功能。

3、茶碱类（小剂量）：

（1）小剂量的茶碱类药物具有抗炎活性，其分子机制可能是激活组蛋白去乙酰化酶-2(histone deacetylase-2)，该酶是抑制炎症因子基因激活的关键机制。达到最大的抗炎效能时需要的血药浓度不高（5～10mg/L），因此（小剂量使用时）耐受性良好，一般不需要监测血药浓度，除非怀疑茶碱中毒。

（2）暂不知道长期使用小剂量茶碱类药物的抗炎效力有多大，只是知道其和ICS联用的效力不及ICS和吸入长效β2激动药联用。目前，小剂量茶碱类药物（尤其是缓释剂型）主要是作为辅助抗炎药使用，用于减少ICS的剂量。

（3）突然停用茶碱类药物，有可能引起反跳。

4、系统应用糖皮质激素（systemic glucocorticosteroid）：

（1）对于中度及以上程度的急性发作，为减少恶化、降低住院风险、促进发作终止，应尽可能早地开始足量给予糖皮质激素，口服和静脉给药均有效。

（2）长期口服糖皮质激素维持治疗的效益/风险远低于长期ICS治疗。大约1%的患者必须依靠长期口服糖皮质激素维持治疗，维持剂量需在随访过程中滴定。

（3）感染、糖尿病、骨质疏松、青光眼、严重抑郁、消化性溃疡的患者，长期全身应用糖皮质激素时应非常谨慎。已有短期的全身应用糖皮质激素期间，患者因疱疹病毒感染致死的个案报道。长期系统应用糖皮质激素的患者，需检测骨密度；发现骨密度降低后，应及时预防性施予二磷酸盐（绝经期女性还可以应用雌二醇）。

（4）用药较短的（<2 周），可以直接停药而无需逐步减量，长期给药的患者，应避免突然停药，否则容易出现肾上腺皮质功能不全，并可能诱发潜在的 Churg Strauss 综合征发作。

5、抗 IgE 抗体（奥马佐单抗，omalizumab）

（1）可以中和循环中的 IgE 抗体，因此，可以抑制 IgE 介导的反应。对已和细胞结合的 IgE 抗体没有作用，所以，不会激活肥大细胞。

（2）仅限于伴有 IgE 升高，并且即使吸入药物达到最高剂量仍然无法控制的哮喘患者。

（3） 疗效有待进一步研究，目前已知本药可以减轻症状、减少急性发作。

（4）副作用：远期疗效和安全性尚需积累更多的资料，到目前为止，尚未发现重大副作用。有研究发现，少数为了停用糖皮质激素而应用奥马佐单抗的患者，在停用糖皮质激素的过程中，出现了潜在的 Churg Strauss 综合征发作。

6、 肥大细胞膜稳定剂：

（1）抑制肥大细胞和感觉神经的活化，因此，对存在明显诱因（如运动、二氧化硫、过敏原等）的哮喘有效。必须在发作前预防性给药；对终止发作无效。

（2）抗炎作用微弱，长期维持治疗的效果非常有限。

（3）安全性高，少数患者可能有局部刺激作用。曾经广泛应用于哮喘患儿，随着小剂量ICS安全性研究的深入，本类药物已逐渐少用。

7、特异性免疫治疗：通过逐渐加大接触过敏原的量，以便诱导免疫耐受。

（1）在成年哮喘患者中作用有限，加上操作麻烦，因此，多数哮喘治疗指南并不推荐这种疗法。对于已经严格避免接触诱因，并经过高强度的药物治疗后仍无法完全控制的患者，可考虑试用本疗法。

（2）治疗前需要确定诱发发作的过敏原。同时，该过敏原需有成熟的注射剂型。

（3）局部副作用：皮肤红肿、风团、瘙痒等。

（4）全身副作用：哮喘发作、过敏性休克等，严重者可以致命，因此，实施本疗法时，应备好抢救措施。

二、中医治疗

1、疏风散寒，宣肺平喘。

【主症】

喘咳气促，胸部胀闷，痰多色白而清稀，初起恶风寒发热、面白、舌苔薄白，脉浮紧。

【主方】

麻黄汤加减：麻黄6g、桂枝4g、炙甘草3g、杏仁9g方中麻黄、桂枝宣肺平喘，散寒解表；杏仁助麻黄降肺气而平喘，且能宣散外邪；炙甘草调和诸药；四药相合，共奏发汗解表、宣肺平喘之功。若寒痰阻肺，痰气不利加二陈汤化痰利气；若属支饮食感外寒而喘咳，痰多清稀，可用小青龙汤外散表寒，内化痰饮。此方适用于风寒型的。

2、清热宣肺、化痰平喘。

【主症】

咳逆喘息气粗，喉中痰鸣如吼，胸高胁胀，呛咳阵作，痰黄黏稠，溲黄便干，口渴欲饮，舌暗红、苔黄，脉滑数。此证多见于婴幼儿和儿童哮喘。

【主方】

麻杏石甘汤加味：麻黄 5g、杏仁 9g、炙甘草 6g、石膏 18g，方中麻黄为君药，宣肺开表以使里热得以外达，但麻黄性温，故配伍辛甘大寒之石膏为臣药，以清泄肺胃，兼透热生津；君臣相合，温寒相制，且石膏用量大于麻黄，可使宣通肺气而不助热，杏仁降气，佐麻黄宣降肺气以止咳平喘；炙甘草益气和中、调和诸药；四药相配，共奏清肺平喘之功。

3、降气平喘、健脾化痰。

【主症】

气喘咳嗽持续性哮鸣，痰多，黏腻色白，咯吐不利，胸满闷窒，兼有呕恶，纳呆，苔白厚腻，脉滑。

【主方】

二陈汤合三子养亲汤，半夏 15g、陈皮 15g、茯苓 9g、炙甘草 5g、白芥子 6g、苏子 9g、莱菔子 9g，二陈汤燥湿化痰，药用半夏、陈皮化痰降气，茯苓健脾利湿，甘草和中。三子养亲汤豁痰降气平喘；二方合用气顺痰消，哮喘自止。

4、补肺益气、固卫平喘。

【主症】

自汗、怕风、常易感冒，每因气候变化而诱发，发前打喷嚏，鼻塞流清涕，气短声低、面白、气短、咳嗽、舌苔薄白，脉浮或细弱。

【主方】

玉屏风散加减：黄芪 20g、白术 9g、防风 10g、五味子 6g、桂枝 6g、白芍 6g、乌梅 10g、炙甘草 10g。自汗畏风严重者加人参重用黄芪、防风；形寒肢冷、哮喘频作，易于感冒者，加制附子、干姜；盗汗腰膝酸软者加何首乌、枸杞、杜仲；小儿过敏性哮喘多属肺脾气虚合用参苓白术散。

【方解】

以玉屏风散为主方，其中黄芪益气固表、补气升阳，防风散寒、使邪去风寒无扰，白术培土生金以助黄芪之益气固表为君药；桂枝通阳散寒，白芍收敛和阴，桂枝、白芍助黄芪和营卫共为臣药；五味子温肾补肺敛肺兼以芳香通窍，乌梅生津、收敛肺气助黄芪固本、又可制约防风不致宣散太过共为佑药；甘草调和清药为使药。

5、肺、脾、肾同时兼顾，补益脾肾、助阳通窍。

【主症】

短消息气粗，往往因饮食不当而诱发，倦怠乏力，动则尤甚，常伴有耳鸣、自汗畏风、食欲缺乏腹胀、腰膝酸软、面色不华，舌质或淡或红，苔薄滑，脉细虚或细数。治法：补肾敛肺健脾、温阳通窍。

【主方】

玉屏风散合左归饮（肾阴虚）或右归饮（肾阳虚）。黄芪 15g、白术 10g、防风 6g、细辛 3g、炙升麻 3g、墨旱莲 30g、五味子 10g、鹿角胶（炒珠）6g、熟地 10g、山药 6g、桂枝 9g、炙甘草 10g。肾阳不足者加杜仲、附子等，肾阴虚为防止肾阳过燥加枸杞子、桑寄生、桑椹子，血虚风燥加当归、生地、地骨皮、刺蒺藜、泽泻、丹皮，肺、脾、肾气虚明显加百合、当归、麦冬、乌梅、五味子，脾虚便溏加薏米、茯苓，肾虚加重者加淫羊藿、补骨脂、肉苁蓉，反复发作日久气血凝滞、湿浊内阻者加赤芍、川芎、当归尾等。

第四节　慢性支气管炎

【概述】

支气管炎是指气管、支气管黏膜及其周围组织的慢性非特异性炎症。支气管炎主要原因为病毒和细菌的反复感染形成了支气管的慢性非特异性炎症。当气温下降、呼吸道小血管痉挛缺血、防御功能下降等利于致病，烟雾粉尘、污染大气等慢性刺激也可发病，吸烟使支气管痉挛、黏膜变异、纤毛运动降低、黏液分泌增多有利感染，过敏因素也有一定关系。急性支气管炎起病较快，开始为干咳，以后咳黏痰或脓性痰。常伴胸骨后闷胀或疼痛。发热等全身症状多在3～5天内好转，但咳嗽、咳痰症状常持续2～3周才恢复。而慢性支气管炎则以长期、反复而逐渐加重的咳嗽为突出症状，伴有咳痰。咳痰症状与感染与否有关，时轻时重。还可伴有喘息，病程迁延。

本病当属中医“咳嗽”“喘证”范畴。

【诊断与鉴别诊断】

一、诊断

（一）临床表现

部分患者在起病前有急性支气管炎、流感或肺炎等急性呼吸道感染史。患者常在寒冷季节发病，出现咳嗽、咯痰，尤以晨起为主，痰呈白色黏液泡沫状，黏稠不易咳出。在急性呼吸道感染时，症状迅速加剧。痰量增多，黏稠度增加或为黄色脓性，偶有痰中带血。慢性支气管炎反复发作后，支气管黏膜的迷走神经感受器反应性增高，副交感神经功能亢进，可出现过敏现象而发生喘息。随着病情发展，终年咳嗽，咳痰不停，冬秋加剧。喘息性支气管炎患者在症状加剧或继发感染时，常有哮喘样发作，气急不能平卧。呼吸困难一般不明显，但并发肺气肿后，随着肺气肿程度增加，则呼吸困难逐渐加剧。

（二）体征

本病早期多无体征。有时在肺底部可听到湿和干啰音。喘息性支气管炎在咳嗽或深吸气后可听到哮喘音，发作时，有广泛哮鸣音。长期发作的病例可有肺气肿的体征。

（三）辅助检查

1. X 线检查：早期可无异常，晚期可见两肺纹理增粗、紊乱，呈网状或条索状、斑点状阴影，以下肺野较明显。

2. 呼吸功能检查：早期常无异常。气道狭窄或有阻塞时，有阻塞性通气功能障碍的肺功能表现，如合并小气道阻塞时，最大呼气流量一容量曲线在 50% 和 25%肺容量时，流量明显降低；闭合容量可增加；第一秒用力呼气容积占用力肺活量的比值减少（FEV_1 / FVC<70%），最大通气量减少（〈预计值的 80%），最大呼气流量以容量曲线减低更明显。

3. 血常规：慢支急性发作期或并发肺部感染时，可见白细胞计数、中性粒细胞增多。缓解期多无改变。

4. 痰液检查：痰涂片或培养可见甲型溶血性链球菌、奈瑟球菌、肺炎链球菌、流感嗜血杆菌等。涂片中可见大量中性粒细胞、已破坏的星状细胞，喘息型者常见较多嗜酸性粒细胞。

（四）分期

据病情进展可分为急性发作期、慢性迁延期及临床缓解期三期。

1. 急性发作期：指在一周内出现脓性或黏液脓性痰，痰量明显增加，或伴有发热等炎症表现，或“咳”“痰”“喘”等症状任何一项明显加剧。

2. 慢性迁延期：指有不同程度的“咳”“痰”“喘”症状迁延一个月以上者。

3. 临床缓解期：经治疗或临床缓解，症状基本消失，或偶有轻微咳嗽，少量痰液，保持两个月以上者。

二、鉴别诊断

（1）支气管哮喘：喘息型慢性支气管炎应与支气管哮喘相鉴别。哮喘常于幼年或青年突然起病，一般无慢性咳嗽、咳痰史，以发作性哮喘为特征。发作时两肺布满哮鸣音，缓解后可无症状，常有个人或家族过敏性疾病史。喘息型慢性支气管炎多见于中、老年，一般以咳嗽、咳痰伴发喘息及哮鸣音为主要临床表现，感染控制后症状多可缓解，但肺部可听到哮鸣音。典型病例不难区别，但哮喘并发慢支和（或）肺气肿则难以区别。

（2）支气管扩张：具有咳嗽、咳痰反复发作的特点，合并感染时有大量脓痰，或有反复和多、少不等的咯血史。肺部以湿口啰音为主，多位于一侧且固定在下肺，可有杵状指（趾）。X线检查常见下肺纹理粗乱或呈卷发状。支气管造影或CT检查可以鉴别。

（3）肺结核：肺结核患者多有结核中毒症状或局部症状（如发热、乏力、盗汗、消瘦、咯血等）。经X线检查和痰结核菌检查可以明确诊断。

（4）肺癌：患者年龄常在40岁以上，特别是有多年吸烟史，发生刺激性咳嗽，常有反复发生或持续的血痰，或者慢性咳嗽性质发生改变。X线检查可发现有块状阴影或结节状阴影，或阻塞性肺炎，经抗生素治疗，未能完全消散，应考虑肺癌的可能。查痰脱落细胞及经纤维支气管镜活检一般可明确诊断。

（5）硅肺及其他尘肺：有粉尘和职业病接触史。X线检查有矽结节、肺门阴影扩大、肺纹理增多。

【治疗】

一、西医治疗

1、患者有全身症状时，应注意休息和保暖

治疗的目的是减轻症状和改善机体的功能。患者常常需要补充液体和应用退热药物。可适当应用镇咳药物。痰量较多或较黏时，可应用祛痰剂。

2、急性支气管炎的患者

对抗菌药物并无明显的治疗效果，在治疗急性支气管炎患者时应避免滥用抗菌药物。但如果患者出现发热、脓性痰和重症咳嗽，则为应用抗菌药物的指征。对急性支气管炎的患者应用抗菌药物治疗，可应用针对肺炎衣原体和肺炎支原体的抗菌药物，如红霉素，也可选用克拉霉素或阿奇霉素。流行性感冒流行期间，如有急性支气管炎的表现应该应用抗流感的治疗措施。

3、慢性支气管炎急性加重期治疗

（1）控制感染

视感染的主要致病菌和严重程度或根据病原菌药敏结果选用抗菌药物。如果患者有脓性痰，为应用抗菌药物的指证。轻症可口服，较重患者用肌注或静脉滴注抗菌药物。常用的有青霉素G、红霉素、氨基甙类、喹诺酮类、头孢菌素类抗菌药物等。

（2）祛痰、镇咳

对急性发作期患者在抗感染治疗的同时，应用祛痰药及镇咳药物，以改善症状。常用药物有氯化铵合剂、溴己新、氨溴索、羧甲司坦和强力稀化粘素等。中成药止咳也有一定效果。对老年体弱无力咳痰者或痰量较多者，应协助排痰，畅通呼吸道。应避免应用镇咳剂，以免抑制中枢及加重呼吸道阻塞和产生并发症。

（3）解痉、平喘药物

常选用氨茶碱、特布他林等口服，或用沙丁胺醇等短效支气管舒张剂吸入。若持续存在气流受限，需要进行肺功能检查。如果明确慢阻肺的诊断，必要时使用长效支气管舒张剂吸入或糖皮质激素加长效支气管舒张剂吸入。

（4）雾化疗法

雾化吸入可稀释气管内的分泌物，有利排痰。如痰液黏稠不易咳出，雾化吸入有一定帮助。

4、慢性支气管炎稳定期治疗

重视感冒的防治：感冒可使缓解期的患者旧病复发。在一个较长的时期内（至少 1 年），定期进行感冒的预防治疗是很重要的，可用流感疫苗，或服用预防感冒的中草药。

二、中医治疗

三、本病治疗应分清标本虚实主次而治，急性发作期以标实为主，治疗重在祛邪；慢性迁延期邪实兼正虚，治宜祛邪扶正；临床缓解期以本虚为主，治疗重在扶正。

1、实证

（1）外寒内饮。

【治法】

解表散寒、宣肺化饮。

【方药】

小青龙汤加减。方中麻黄、桂枝，宣肺平喘；干姜、细辛、半夏温中蠲饮，散寒降逆；配五味子，以防肺气之耗散，佐以白芍协同桂枝调和营卫；并用甘草调和诸药。全方有外散风寒，内除水饮，表里双解之功。如胸闷苔腻加白芥子、陈皮；痰郁化热减桂枝、干姜用量，加生石膏、桑白皮、黄芩；身热不解亦可加鱼腥草、蒲公英、连翘等以清热解毒。

（2）痰湿内聚。

【治法】

温阳健脾，化痰平喘。

【方药】

苓桂术甘汤合二陈汤加味。方中茯苓健脾渗湿、祛痰化饮。以桂枝温阳化饮，与茯苓相伍，实有温化渗利之妙用。白术健脾燥湿，炙甘草以益气和中，半夏、陈皮以理气燥湿化痰。加杏仁宣肺止咳。

（3）燥热伤肺。

【治法】

辛凉清肺，润燥化痰。

【方药】

清燥救肺汤加减。方中桑叶、杏仁，宣肺止咳；南沙参、麦冬、知母，既能清热润燥，又能滋液养阴，与前药相合，有润肺止咳之功；桔梗、甘草，利咽生津；枇杷叶配杏仁，润肺降逆。

2、虚证

（1）脾肺两虚。

【治法】

补肺健脾，益气固表。

【方药】

六君子汤、玉屏风散加减。方中党参、黄芪、白术、山药，甘草，健脾补肺；防风配黄芪，袪邪而不伤正，黄芪得防风，固表而不留邪；再配陈皮、半夏、茯苓、苏子，化痰降气平喘。诸药共奏，补肺健脾，益气固表，化痰平喘之功效。

（2）肺肾两虚：

【治法】

补益下元，纳气平喘。

【方药】

生脉散加味。方中党参、麦冬、五味子，补肺养阴。偏阴虚者，与六味地黄丸合用。以山芋肉、诃子肉、山药，滋阴敛液；功劳叶、银柴胡、炙鳖甲、乌梅，滋阴退热。偏阳虚者，与肾气丸同用，以附子、肉桂、核桃肉、紫石英、补骨脂、沉香、补益下元，温肾纳气；熟地、茯苓、山芋肉、泽泻，补养肾阴。共成温补肺肾之剂。

第六章　消化系统常见病中西医诊疗与合理用药

第一节　慢性浅表性胃炎

【概述】

慢性浅表性胃炎（即慢性非萎缩性胃炎）是一种由多种病因引起的胃黏膜慢性炎症。与萎缩性胃炎不同，浅表性胃炎并不伴有胃黏膜的萎缩性改变，黏膜层以浆细胞及淋巴细胞等慢性炎症细胞为主。慢性浅表性胃炎的临床表现缺乏特异性，诊断主要靠胃镜及镜下病理活检。

本病属中医学中“胃痛”“痞满”“嘈杂”等范畴。

【诊断与鉴别诊断】

一、诊断

(一)临床表现

不同的患者临床表现各有差异，有的患者可无症状和特征，多数患者可有上腹部隐痛、食后饱胀、食欲不振及嗳气等，且症状时轻时重，可反复发作或长期存在。慢性浅表性胃炎可能出现的临床表现：（1）最常见症状是上腹疼痛，约占 85%。慢性浅表性胃炎患者的上腹部疼痛多数无规律，与饮食无关（有的患者空腹舒适，饭后不舒），一般为弥漫性上腹部灼痛、隐痛、胀痛等。常因进冷食、硬食、辛辣或其他刺激性食物而症状加重，少数与气候变化有关。这种上腹疼痛用解痉剂及抗酸剂不易缓解。

（2）腹胀，占 70%。常因胃内潴留、排空延迟、消化不良所致。

（3）嗳气，约占 50%的患者有此症状，患者胃内气体增多，经食管排出，使上腹饱胀暂时缓解。

(4) 反复出血也是慢性浅表性胃炎的常见表现。出血原因为慢性浅表性胃炎基础上并发的一种胃黏膜急性炎症改变。

(5) 其他，食欲不振、反酸、恶心呕吐、乏力、便秘或腹泻等。

(6) 慢性浅表性胃炎缺乏典型的阳性体征。体格检查时可有上腹压痛，少数患者可有消瘦及贫血。

（二）辅助检查

1. 胃液分析：应用五肽胃泌素法测定胃液，酸度一般为正常，亦可为低酸，少数呈高酸。

2. 胃镜检查：结合直视下活组织病理检查是诊断慢性浅表性胃炎的可靠方法。胃镜直视下可见胃黏膜红斑（点片状、条状），黏膜粗糙不平，出血点或斑；病理组织学可见淋巴细胞及浆细胞浸润。

3. 幽门螺杆菌（Hp）检测：对慢性胃炎患者做 Hp 检测是必要的。目前临床上可作血清 Hp 抗体测定、C_{13}或C_{14}呼气试验、活检标本作呋塞米素酶试验、取活检标本作微氧环境下培养、活检标本涂片等。

4. X 线检查：临床上已较少使用 X 线检查来诊断胃炎，相当一部分患者做气钡双重对比造影时并无异常改变。

二、鉴别诊断

（一）慢性萎缩性胃炎

常以食欲减退、嗳气、上腹部不适为主要临床表现，多无泛酸、胃灼热等胃酸增多的症状，故单纯依据临床表现，难以与浅表性胃炎相鉴别。胃镜检查并取活检做病理组织学检查即可明确诊断。

（二）消化性溃疡

常呈季节性、反复发作，具有规律性的上腹部疼痛的特点，通过 X 线钡餐造影检查、胃镜检查可以明确诊断。

（三）功能性消化不良

属于胃动力障碍性疾病，表现为上腹部饱胀、嗳气、早饱、恶心、食欲减退、食欲缺乏等，多数病人伴有神经精神症状，其发病或病情加重常与精神因素关系密切。胃镜检查正常，胃排空检查或胃电活动记录呈胃排空异常的表现。

（四）胃癌

上胃肠道症状进行性加重，伴有贫血、体重下降、粪隐血试验阳性，晚期可于上腹部触及肿块。X 线钡餐造影检查、胃镜检查、病理组织学检查可以明确诊断。

（五）慢性胆道疾病

主要指慢性胆囊炎、胆结石症、临床表现外，内镜下胰胆管逆行造影、可靠的诊断依据。

（六）慢性胰腺炎

胆系肿瘤等，除具有较为典型的 B 超及 CT 等影像学检查均可提供临床症状上与慢性胃炎难以鉴别。临床上多有急性胰腺炎病史，且反复发作。B 超可表现胰腺增大，尚可伴有假性囊肿，BT-PABA 试验提示胰腺外分泌功能异常，可以诊断。

【治疗】

一、西医治疗

（一）一般治疗

消除病因，避免精神紧张，生活规律，注意饮食节律，忌食生冷、刺激、辛辣食物，戒烟酒。及早医治口腔及鼻咽部慢性疾病如慢性扁桃体炎、慢性鼻窦炎、龋齿等。

（二）助消化

1. 1％稀盐酸 2～5ml，每日 3 次。主要用于低胃酸患者，但实际上对提高胃内 pH 值帮助不大。

2. 胃蛋白酶合剂 6～10ml，每日 3 次。

3. 多酶片 3～5 片，每日 3 次。

此类药物的优点为价廉.服用方便。无副作用，可长期服用。缺点是疗效欠佳。

（三）对症处理

有上腹疼痛时予止痛药。常用药为颠茄合剂 10ml，每日 3 次。普鲁本辛 15mg，每日 3 次。此类药物能舒张平滑肌，减少胃酸分泌，改善局部营养。禁用于幽门梗阻、青光眼及前列腺肥大患者。

（四）增强胃黏膜屏障

1. 甘珀酸　本药是甘草的衍化物，有防止氢离子回渗、促进胃黏膜的更新及愈合，增加胃黏液分泌，抑制胃蛋白酶作用。副作用是引起高血压、水钠潴留、低钾性碱中毒、肌无力和心律失常等。用法第 1 周 100mg，每日 3 次；第 2 周以后 50mg，每日 3 次，4～6 周为一疗程。

2. 胶态次枸橼酸铋（Colloidal bismuth subcitrate，CBS）　商品名 De-nol（得乐），作用机理：①降低胃蛋白酶消化活性，增加黏液糖蛋白分泌，加强黏液胶性结构；与黏膜蛋白质结合形成盐酸弥散屏障，具有表皮生长因子样作用，营养胃上皮细胞，加速损伤黏膜愈合。NN~N 性前列腺素合成，提高黏膜的紧密度，降低黏液表面的通透性；刺激黏液碳酸氢盐的分泌。③杀菌及抑制细菌的致病作用。得乐可抑制 HP 的生长，其 MIC 为 4～50mg／L，口服铋剂后 60～95 分钟，细菌从上皮细胞脱落，外形不规则，雕浆内空泡变性。其杀菌的作用机制目前尚不完全明确；另外得乐能阻止 HP 对上皮细胞的黏附，抑制 HP 对黏液层的降解作用。长期服用铋剂会造成铋剂中毒，引起急性肾功能衰竭，肝功能损害，骨质疏松及神经系统障碍。所以一般不主张长期服用。不过量服用铋剂一般不会引起毒性反应。常用剂量为得乐 120mg，每日 4 次口服，疗程 4 周。

二、中医治疗

1. 肝胃气滞证

主症：胃脘部胀满，攻撑作痛，嗳气频繁，心烦易怒，喜长叹息，恶心，大便不爽，常因情志因素而加重，舌质淡红，苔薄白，脉弦。

治法：疏肝和胃，理气止痛。

方药：柴胡疏肝散加减。

柴胡 10g 赤白芍各 10g 川芎 6g 香附 10g 陈皮 10g 枳壳 10g 旋覆花 10g 广郁金 10g 川楝子 10g 延胡索 10g 焦三仙各 10g

2. 肝胃郁热证

主症：胃脘烧灼样疼痛，痛势急迫，烦躁易怒，泛酸嘈杂，口干口苦，大便干结，舌红苔黄，脉数或弦。

治法：疏肝理气，泄热和胃。

方药：小柴胡汤合温胆汤加减。

柴胡 10g 黄芩 10g 黄连 6g 吴茱萸 3g 陈皮 10g 清半夏 10g 茯苓 15g 川楝子 10g 延胡索 10g 枳实 10g 竹茹 10g 全瓜蒌 15g 煅瓦楞子 15g 焦三仙各 10g

3. 瘀血阻滞证

主症：胃脘疼痛，痛有定处而拒按，呈刺痛或刀割样疼痛，或吐血黑便，舌质暗或见瘀斑，脉涩。

治法：活血化瘀，和胃止痛。

方药：失笑散合丹参饮加减。

丹参 15g 檀香 6g 砂仁 3g 蒲黄 10g 五灵脂 10g 田三七 3g 黄连 6g 吴茱萸 3g 陈皮 10g 清半夏 10g 茯苓 15g 焦三仙各 10g。

4. 胃阴不足证

主症：胃脘隐隐作痛，口干咽燥或口苦，大便秘结，舌质红少苔或无苔少津，脉细数。

治法：养阴益胃，和中止痛。

方药：益胃汤加减。

北沙参15g 生地15g 麦冬10g　当归10g 芍药15g 石斛10g，五味子10g　延胡索10g　黄连3g　吴茱萸3g　香橼皮10g　焦三仙各10g

5.脾胃虚寒证

主症：胃脘疼痛隐隐，喜温喜按，得热痛减，饥而痛增，进食后痛减，大便溏薄，四肢不温，舌质淡，苔白，脉虚弱。

治法：温中健脾，和胃止痛。

方药：黄芪建中汤加减。

生黄芪15g 桂枝10g 白芍10g 干姜10g 黄连3g 吴茱萸3g 煅瓦楞子15g 陈皮10g　清半夏10g　茯苓15g　延胡索10g　焦三仙各10g

第二节 消化性溃疡

【概述】

消化性溃疡（peptic ulcer）主要指发生于胃和十二指肠的慢性溃疡，是一种多发病、常见病。溃疡的形成有各种因素，其中酸性胃液对黏膜的消化作用是溃疡形成的基本因素，因此得名。酸性胃液接触的任何部位，如食管下段、胃肠吻合术后吻合口、空肠以及具有异位胃黏膜的Meckel憩室，绝大多数的溃疡发生于十二指肠和胃，故又称胃、十二指肠溃疡。近年来的实验与临床研究表明，胃酸分泌过多、幽门螺杆菌感染和胃黏膜保护作用减弱等因素是引起消化性溃疡的主要环节。消化性溃疡属于典型的心身疾病范畴，心理一社会因不仅对发病起着重要作用，因此乐观的情绪、规律的生活、避免过度紧张与劳累，无论在本病的发作期或缓解期均很重要。

【症状体征】

（一）消化性溃疡疼痛特点

1、长期性：由于溃疡发生后可自行愈合，但每于愈合后又好复发，故常有上腹疼痛长期反复发作的特点，整个病程平均6～7年，有的可长达一，二十年，甚至更长。

2、周期性：上腹疼痛呈反复周期性发作，乃为此种溃疡的特征之一，尤以十二指肠溃疡更为突出，中上腹疼痛发作可持续几天，几周或更长，继以较长时间的缓解，全年都可发作，但以春，秋季节发作者多见。

3、节律性：溃疡疼痛与饮食之间的关系具有明显的相关性和节律性，在一天中，清晨3点至早餐的一段时间，胃酸分泌最低，故在此时间内很少发生疼痛，十二指肠溃疡的疼痛好在二餐之间发生，持续不减直至下餐进食或服制酸药物后缓解，一部分十二指肠溃疡病人，由于夜间的胃酸较高，尤其在睡前曾进餐者，可发生半夜疼痛，胃溃疡疼痛的发生较不规则，常在餐后1小时内发生，经1～2小时后逐渐缓解，直至下餐进食后再复出现上述节律。

4、疼痛部位：十二指肠溃疡的疼痛多出现于中上腹部，或在脐上方，或在脐上方偏右处，胃溃疡疼痛的位置也多在中上腹，但稍偏高处，或在剑突下和剑突下偏左处，疼痛范围约数厘米直径大小，因为空腔内脏的疼痛在体表上的定位一般不十分确切，所以，疼痛的部位也不一定准确反映溃疡所在解剖位置。

5、疼痛性质：多呈钝痛，灼痛或饥饿样痛，一般较轻而能耐受，持续性剧痛提示溃疡穿透或穿孔。

6、影响因素：疼痛常因精神刺激，过度疲劳，饮食不慎，药物影响，气候变化等因素诱发或加重，可因休息，进食，服制酸药，以手按压疼痛部位，呕吐等方法而减轻或缓解。

（二）消化性溃疡其他症状与体征

1、其他症状：本病除中上腹疼痛外，尚可有唾液分泌增多，胃灼热，反胃，嗳酸，嗳气，恶心，呕吐等其他胃肠道症状，食欲多保持正常，但偶可因食后疼痛发作而惧食，以致体重减轻，全身症状可有失眠等神经官能症的表现，或有缓脉，多汗等自主神经系统不平衡的症状。

2、体征：溃疡发作期，中上腹部可有局限性压痛，程度不重，其压痛部位多与溃疡的位置基本相符。

（三）特殊类型的消化性溃疡

1、无症状型溃疡：指无明显症状的消化性溃疡患者，因其他疾病作胃镜或X线钡餐检查时偶然被发现，或当发生出血或穿孔等并发症时，甚至于尸体解剖时始被发现，这类消化性溃疡可见于任何年龄，但以老年人尤为多见。

2、儿童期消化性溃疡：儿童时期消化性溃疡的发生率低于成人，可分为4种不同的类型。

（1）婴儿型：婴儿型溃疡系急性溃疡，发生于新生儿和两岁以下的婴儿，发病原因未明，在新生儿时期，十二指肠溃疡较胃溃疡多见，这种溃疡或是迅速愈合，或是发生穿孔或出血而迅速致死，在新生儿时期以后至两岁以内的婴儿，溃疡的表现和新生儿者无大差别，主要表现为出血，梗阻或穿孔。

（2）继发型：此型溃疡的发生与一些严重的系统性疾病，如脓毒病，中枢神经系统疾病，严重烧伤和皮质类固醇的应用有关，它还可发生于先天性幽门狭窄，肝脏疾病，心脏外科手术以后，此型溃疡在胃和十二指肠的发生频率相等，可见于任何年龄和性别的儿童。

（3）慢性型：此型溃疡主要发生于学龄儿童，随着年龄的增长，溃疡的表现愈与成年人相近，但在幼儿，疼痛比较弥散，多在脐周，与进食无关，时常出现呕吐，这可能是由于十二指肠较小，容易因水肿和痉挛而出现梗阻的缘故，至青少年才呈现典型的局限于上腹部的节律性疼痛，十二指肠溃疡较胃溃疡多，男孩较女孩多，此型溃疡的发病与成年人溃疡病的基本原因相同。

（4）并发于内分泌腺瘤的溃疡：此型溃疡发生于胃泌素瘤和多发性内分泌腺瘤病Ⅰ型，即Wermer综合征。

3、老年人消化性溃疡：胃溃疡多见，也可发生十二指肠溃疡，胃溃疡直径常可超过2、5cm，且多发生于高位胃体的后壁或小主糨，老年人消化性溃疡常表现为无规律的中上腹痛，呕血和（或）黑粪，消瘦，很少发生节律性痛，夜间痛及反酸，易并发大出血，常常难以控制。

4、幽门管溃疡：较为少见，常伴胃酸分泌过高，其主要表现有：①餐后立即出现中上腹疼痛，其程度较为剧烈而无节律性，并可使病人惧食，制酸药物可使腹痛缓解。②好发呕吐，呕吐后疼痛随即缓解，腹痛，呕吐和饮食减少可导致体重减轻，此类消化性溃疡内科治疗的效果较差。

5、球后溃疡：约占消化性溃疡的5%，溃疡多位于十二指肠乳头的近端，球后溃疡的夜间腹痛和背部放射性疼痛更为多见，并发大量出血者亦多见，内科治疗效果较差。

6、复合性溃疡：指胃与十二指肠同时存在溃疡，多数是十二指肠的发生在先，胃溃疡在后，本病约占消化性溃疡的7%，多见于男性，其临床症状并无特异性，但幽门狭窄的发生率较高，出血的发生率高达30%～50%，出血多来自胃溃疡，本病病情较顽固，并发症发生率高。

7、巨型溃疡：巨型胃溃疡指X线胃钡餐检查测量溃疡的直径超过2、5cm者，并非都属于恶性，疼痛常不典型，往往不能为抗酸药所完全缓解，呕吐与体重减轻明显，并可发生致命性出血，有时可在腹部触到纤维组织形成的硬块，长病程的巨型胃溃疡往往需要外科手术治疗。

巨型十二指肠溃疡系指直径在 2cm 以上者，多数位于球部，也可位于球后，球部后壁溃疡的周围常有炎性团块，且可侵入胰腺，疼痛剧烈而顽固，常放射到背部或右上腹部，呕吐与体重减轻明显，出血，穿孔和梗阻常见，也可同时发生出血和穿孔，有并发症的巨型十二指肠溃疡以手术治疗为主。

8、食管溃疡：其发生也是和酸性胃液接触的结果，溃疡多发生于食管下段，多为单发，约 10%为多发，溃疡大小自数毫米到相当大，本病多发生于反流性食管炎和滑动性食管裂孔疝伴有贲门食管反流的病人，溃疡可发生在鳞状上皮，也可发生在柱状上皮（Barrett 上皮），食管溃疡还可发生于食管胃吻合术或食管腔吻合术以后，它是胆汁和胰腺分泌物返流的结果。

【鉴别诊断】

1、胃癌

胃良性溃疡与恶性溃疡的鉴别十分重要，其鉴别要点见表 18-10，两者的鉴别有时比较困难，以下情况应当特别重视：

①中老年人近期内出现中上腹痛，出血或贫血。

②胃溃疡患者的临床表现发生明显变化或抗溃疡药物治疗无效。

③胃溃疡活检病理有肠化生或不典型增生者，临床上，对胃溃疡患者应在内科积极治疗下，定期进行内镜检查随访，密切观察直到溃疡愈合。

胃良性溃疡与恶性溃疡的鉴别要点：

良性溃疡，恶性溃疡

年龄：青中年居多，多见于中年以上。

病史：周期性间歇发作，进行性持续性发展。

病程：较长，多以年计，较短，多以月计。

全身表现：轻 多明显，消瘦显著。

制酸药：可缓解腹痛，效果不佳。

查：溃疡形状，圆或椭圆形，规则 呈不规则形。

溃疡边缘：呈钻凿样，锐而光整，充血 凹凸不平，肿瘤状突起，较硬而脆，可糜烂出血。

基底苔色：平滑、洁净，呈灰白或灰黄色苔 凹凸不平，污秽苔，出血，岛屿状残存。

周围黏膜：柔软，皱襞常向溃疡集中。呈癌性浸润、增厚、常见结节状隆起，皱襞中断。

胃壁蠕动：正常，减弱或消失。

查：龛影直径，多<2.5cm 多>2.5cm。

龛影形状：常呈圆或椭圆形 常呈三角形或不规则形。

溃疡边缘：光滑不整齐。

龛影位置：胃腔外，胃腔内。

周围黏膜：黏膜纹粗细一致、柔软、龛影四周有炎症性水肿引起的密度较低透明带，溃疡口部常显示1～2mm的透亮细影，即Hampton线 胃癌性浸润而隆起成结节状或息肉状，黏膜变厚而不规则、僵硬、皱襞中断，断端杵状、变尖、边缘毛糙、龛影无透亮区，也无Hampton线。

胃壁蠕动：正常，减弱或消失。

查：粪便匿血，活动期可阳性，治疗后转阴，多持续阳性。

胃液分析：胃酸正常或偏低，无真性缺酸者较多。

2、慢性胃炎

本病亦有慢性上腹部不适或疼痛，其症状可类似消化性溃疡，但发作的周期性与节律性一般不典型，胃镜检查是主要的鉴别方法。

3、胃神经官能症

本病可有上腹部不适，恶心呕吐，或者酷似消化性溃疡，但常伴有明显的全身神经官能症状，情绪波动与发病有密切关系，内镜检查与X线检查未发现明显异常。

4、胆囊炎胆石病

多见于中年女性，常呈间歇性，发作性右上腹痛，常放射到右肩胛区，可有胆绞痛，发热，黄疸，Murphy征，进食油腻食物常可诱发，B超检查可以作出诊断。

5、胃泌素瘤

本病又称Zollinger-Ellison综合征，有顽固性多发性溃疡，或有异位性溃疡，胃次全切除术后容易复发，多伴有腹泻和明显消瘦，患者胰腺有非β细胞瘤或胃窦G细胞增生，血清胃泌素水平增高，胃液和胃酸分泌显著增多。

【治疗】

一、西医治疗

治疗的目的在于消除病因、控制症状、愈合溃疡、防止复发和避免并发症。

1.降低胃酸的药物治疗　包括抗酸药和抑制胃酸分泌药两类。前者与胃内盐酸作用形成盐和水，使胃内酸度降低，对缓解溃疡疼痛症状有较好效果，常用碱性抗酸药有氢氧化铝、铝碳酸镁及其复方制剂等。但长期和大量应用，其不良反应较大，故目前很少单一应用抗酸药来治疗溃疡。

目前临床上常用的抑制胃酸分泌的药物有H_2受体拮抗剂（H_2RA）和质子泵抑制剂（PPI）两大类。H_2RA主要通过选择性竞争结合H_2受体，使壁细胞分泌胃酸减少。常用药物有西咪替丁800mg／d，雷尼替丁300mg／d，法莫替丁40mg／d，三者的1天量可分2次口服或睡前顿服，服药后基础胃酸分泌特别是夜间胃酸分泌明显减少。PPI可使壁细胞分泌胃酸的关键酶即H^+-K^+-ATP酶失去活性，从而阻滞壁细胞内的H^+转移至胃腔而抑制胃酸分泌，其抑制胃酸分泌作用较

H_2RA 更强，作用更持久。常用药物有奥美拉唑 20mg、兰索拉唑 30mg 和泮托拉唑 40mg，每天 1 次口服。PPI 与抗生素的协同作用较 H_2RA 好，因此可作为根除幽门螺杆菌治疗方案中的基础药物。

2.保护胃黏膜治疗　常用的胃黏膜保护剂包括硫糖铝和枸橼酸铋钾(CBS)。硫糖铝和 CBS 能黏附覆盖在溃疡面上形成一层保护膜，从而阻止胃酸和胃蛋白酶侵袭溃疡面。此外，还可促进内源性前列腺素合成和刺激表皮生长因子分泌，使上皮重建和增加黏液 / 碳酸氢盐分泌。硫糖铝常用剂量是 1. 0g，每天 4 次；枸橼酸铋钾 120mg，每天 4 次，1 疗程为 4 周。此外，前列腺素类药物米索前列醇亦具有增加胃黏膜防卫能力的作用。

3. 根除幽门螺杆菌治疗　对于幽门螺杆菌阳性的消化性溃疡病人，应首先给予抗幽门螺杆菌治疗。目前推荐以 PPI 或胶体铋剂为基础加上两种抗生素的三联治疗方案。如奥美拉唑（40mg / d）或枸橼酸铋钾（480mg / d）加上克拉霉素（500～1000mg / d）和阿莫西林（2000mg / d）或甲硝唑（800mg / d）。上述剂量分 2 次服，疗程 7 天。

在根除幽门螺杆菌疗程结束后，继续给予该根除方案中所含抗溃疡药物常规剂量完成 1 个疗程，如 DU 病人总疗程为 PPI　2～4 周、胶体铋 4～6 周；GU 病人总疗程为 PPI　4～6 周、胶体铋 6～8 周，并应在根除幽门螺杆菌治疗结束至少 4 周后复查幽门螺杆菌。

二、　中医治疗

1. 寒邪犯胃证

主症：胃痛暴作，恶寒喜暖，不欲饮食，口淡无味，泛吐清水，大便溏薄，小便清长，舌质淡红，苔白，脉弦紧。

治法：散寒止痛。

方药：良附丸加减。

高良姜 10g 香附 10g 陈皮 10g 川楝子 10g 苏叶梗 10g 附子 6g 延胡索 10g 焦三仙各 10g

2. 饮食停滞症

主症：胃脘胀痛拒按，嗳腐吞酸，不思饮食，呕吐不消化食物，吐后或矢气后痛减，大便不爽，舌苔厚腻，脉滑。

治法：消食导滞，和胃止痛。

方药：保和丸加减。

陈皮 10g 清半夏 10g 茯苓 15g 枳壳 10g 大腹皮 10g 川楝子 10g 延胡索 10g 莱菔子 6g 连翘 15g 焦三仙各 10g

3. 肝气犯胃证

主症：胃脘胀痛，痛连两胁，胸闷嗳气，每因郁怒烦恼而诱发或加重，舌苔薄白，脉弦。

治法：疏肝理气，和胃止痛。

方药：柴胡疏肝散加减。

柴胡 10g 枳壳 10g 赤白芍各 10g 香附 10g 陈皮 10g 川楝子 10g 延胡索 10g 炙甘草 4g 郁金 10g 乌贼骨 15g 焦三仙各 10g

4. 肝胃郁热证

主症：胃脘灼痛，痛势急迫，心烦易怒，泛酸嘈杂，口干口苦，舌红苔黄，脉弦数。

治法：疏肝理气，泄热和胃。

方药：左金丸加味。

黄连 6g 吴茱萸 3g 陈皮 10g 清半夏 10g 栀子 10g 川楝子 10g 延胡索 10g 香橼皮 10g 佛手 6g 茯苓 15g 枳实 10g 全瓜蒌 15g 焦三仙各 10g 煅瓦楞子 15g

5. 瘀血阻络证

主症：胃脘刺痛，痛处固定，食后加剧，入夜痛甚，或见吐血、黑便，舌紫暗或有瘀斑，脉涩。

治法：活血化瘀，通络止痛。

方药：失笑散合丹参饮加减。

炒五灵脂包 10g 生蒲黄包 10g 丹参 15g　檀香 6g 延胡索 6g 香附 10g 郁金 10g 枳壳 10g　白芍 20g 甘草 10g　大黄炭 10g 蒲公英 15g 砂仁 3g

6. 脾胃虚寒证

主症：胃脘隐痛，喜温喜按，空腹痛甚，得食痛减，劳累或受凉后发作或加重，泛吐清水，神疲纳呆，四肢倦怠，手足不温，大便溏薄，舌淡，苔白，脉虚弱。

治法：温中健脾，和胃止痛。

方药：黄芪建中汤加减。

炙黄芪 15g 饴糖烊化 30g 白芍 15g 桂枝 10g 干姜 10g 半夏 10g　陈皮 10g　吴茱萸 5g 延胡索 6g 甘草 10g

7. 胃阴亏虚证

主症：胃脘隐隐灼痛，似饥而不欲食，口干咽燥，五心烦热，大便秘结，舌红少津或苔花剥，脉细数。

治法：养阴益胃，和中止痛。

方药：一贯煎合芍药甘草汤加减。

生地黄 15g 沙参 15g 麦冬 15g　当归 10g 枸杞子 10g　川楝子 10g 延胡索 10g 白芍 20g 香橼皮 10g 佛手 6g　甘草 10g

第三节　溃疡性结肠炎

【概述】

溃疡性结肠炎（ulcerative colitis，UC），简称溃结，病因尚未完全阐明，主要是侵及结肠黏膜的慢性非特异性炎性疾病，常始自左半结肠，可向结肠近端乃至全结肠，以连续方式逐渐进展。临床症状轻重不一，可有缓解与发作相交替，患者可仅有结肠症状，也可伴发全身症状。

本病属于中医“痢疾”范畴。

【病因病机 】

本病的病因和发病机制至今未明。目前认为与感染、遗传、自身免疫等因素有关。

1.感染因素：病原微生物乃至食物抗原可能是本病的非特异性促发因素。

2.遗传因素：欧美文献统计显示，患者直系血缘亲属中有10%～20%的人发病，且在动物中用转移基因方法导入与人自身免疫病有关的HLA-B_{27}基因已成功地制造出与人溃疡性结肠炎相似的模型。上述资料均提示本病与遗传因素有关。

3.免疫因素：一般认为，本病为促发因素作用于易感者，激发肠黏膜亢进的免疫炎症反应，属自身免疫病。

4.精神因素：一般认为，精神因素是本病发作的诱因，也是本病反复发作的继发性表现。

中医学认为，本病多因外感时邪、内伤饮食、情志失调等导致湿热蕴积大肠，腑气不利，气血凝滞而发病，日久脾肾俱虚。病性属本虚标实、虚实夹杂。

【诊断与鉴别诊断】

1、诊断标准 由于溃疡性结肠炎是一种非特异性炎性疾病，临床表现多种多样，难以找到典型的临床特征作出诊断，我国1993年举行的全国慢性非感染性肠道疾病学术研讨会上，根据国际诊断标准结合我国具体情况提出了溃疡性结肠炎的诊断标准：①排除细菌性痢疾，阿米巴性结肠炎，血吸虫病，肠结核，

Crohn 病，放射性肠炎等原因明确的结肠炎症；②具有典型的临床表现，并至少有内镜或 X 线的特征性改变中的 1 项；③临床症状不典型，但有典型的肠镜或 X 线表现或经病理活检证实。

2、严重性判断 Truelove 和 Witts 根据临床表现及实验室测定结果将溃疡性结肠炎分为轻，中，重 3 型，此评估有助于临床医生估计病情，为治疗提供依据。

据 Edwards 报道一般轻型溃疡性结肠炎占 54%，病变仅涉及直肠和乙状结肠；27%的溃疡性结肠炎病人的病变程度为中型；19%的病人表现为重型溃疡性结肠炎，除腹泻，血便，贫血，消瘦等症状外，还因发生急性中毒性巨结肠，国内 1 组 117 例溃疡性结肠炎报告轻型占 21%，中型占 52%，重型占 27%。

二、鉴别诊断

1、克罗恩病　。

2、肠易激综合征：发病与精神，心理障碍有关，常有腹痛，腹胀，腹鸣，可出现便秘与腹泻交替，伴有全身神经官能症症状，粪便有黏液但无脓血，显微镜检查偶见少许白细胞，结肠镜等检查无器质性病变。

3、直肠结肠癌：多见于中年以上人群，直肠癌指诊检查时常可触及肿块，粪隐血试验常呈阳性，结肠镜和钡灌肠检查对鉴别诊断有价值，但须和溃疡性结肠炎癌变相鉴别。

4、慢性阿米巴痢疾：病变常累及大肠两端，即直肠，乙状结肠和盲肠，升结肠，溃疡一般较深，边缘潜行，溃疡与溃疡之间黏膜多为正常，粪便检查可找到溶组织阿米巴滋养体或包囊，通过结肠镜采取溃疡面渗出物或溃疡边缘组织查找阿米巴，阳性率较高；抗阿米巴治疗有效。

5、结肠；有血吸虫疫水接触史，常有肝脾肿大，慢性期直肠可有肉芽肿样增生，可有恶变倾向；粪便检查可发现血吸虫卵，孵化毛蚴呈阳性结果，直肠镜检查在急性期可见黏膜有黄褐色颗粒，活检黏膜压片或组织病理学检查可发现血吸虫卵。

6、慢性细菌性痢疾：一般有急性痢疾的病史，多次新鲜粪便培养可分离出痢疾杆菌，抗生素治疗有效。

7、缺血性结肠炎：多见于老年人，由动脉硬化而引起，突然发病，下腹痛伴呕吐，24～48h后出现血性腹泻，发热，白细胞增高，轻者为可逆性过程，经1～2周至1～6个月的时间可治愈；重症者发生肠坏死，穿孔，腹膜炎，钡灌肠X线检查时，可见指压痕征，假性肿瘤，肠壁的锯齿状改变及肠管纺锤状狭窄等，内镜下可见由黏膜下出血造成的暗紫色隆起，黏膜的剥离出血及溃疡等，与正常黏膜的明显分界，病变部位多在结肠脾曲。

8、其他：还需鉴别的疾病有肠结核，假膜性肠炎，放射性肠炎，结肠息肉病，结肠憩室等。

【治疗】

一、西医治疗

（1）一般治疗：

①由于本病与胃肠道营养的关系密切，患者可能存在多种营养物质的缺乏，如蛋白质、维生素、电解质和微量元素等，而营养不良反过来又影响药物治疗的效果。因此，近年来无脂无渣的要素饮食已成为其重要的辅助治疗方法，应给以易消化、少纤维、富营养的食物，避免牛奶及乳制品。发作期给以流质饮食，严重者应禁食，通过静脉给予营养治疗，使肠道获得休息。

②暴发型和急性发作期患者应卧床休息，精神过度紧张者可适当给予镇静药，腹痛或腹泻明显者可给予少量阿托品、山莨菪碱（654-2）等药物，但大剂量使用有引起急性结肠扩张的危险。

③有贫血、失水、营养不良等重症或久病患者，应酌情输血、补液及全身性支持治疗。应用蛋白合成激素能改善一般状况，增进食欲，加速溃疡愈合。尤应注意水及电解质平衡，补充多种维生素，有利于病变恢复和改善全身状况。

（2）药物：

①磺胺类：首选胃肠道不易吸收的磺胺类药，其中以偶氮磺吡啶（水杨酸偶氮磺胺吡啶）效果最佳。本药在肠内经细菌分解为磺胺吡啶及美沙拉秦，后者是主要有效成分，对结肠壁组织有特殊亲和力，具有消炎作用。新型5-氨基水杨酸制剂主要有两种：一种含肠溶包膜，可使药物延迟释放，如美沙拉秦（艾迪莎），另一种为缓释剂型，如美沙拉秦（颇得斯安），其在胃肠道释放呈时间依赖性，从十二指肠开始一直到结肠。无论是控释剂型还是缓释剂型，其结肠内药物浓度均明显高于小肠内药物浓度。美沙拉秦（5-氨基水杨酸）主要用于轻、中度溃疡性结肠炎的活动期和缓解期的治疗。特别可用于对抗氮磺吡啶不能耐受或过敏的患者。氨基水杨酸类药物的疗效取决于病变部位的药物浓度，因此近年来对远端溃疡性结肠炎患者主张采用局部药物治疗，如药物灌肠或者栓剂治疗，可取得较好的疗效而副作用明显降低。特别是美沙拉秦（5-氨基水杨酸）栓剂对直肠肛门炎症具有良好的疗效而副作用轻微。

②抗生素：有继发感染者可用青霉素、氯霉素、庆大霉素、头孢菌素等，为了避免加重胃肠道症状，一般选择静脉用药。甲硝唑或替硝唑可抑制肠道厌氧菌，并有免疫抑制、影响白细胞趋化等作用。认为该药可明显减轻里急后重症状，对有肛周疾病和瘘管的患者疗效明显。每次0.4g，3次/d，口服，疗程3～6个月，病程1年以上者有效率在60%～70%。

③糖皮质激素和促可的松（促肾上腺皮质激素）：近期疗效较好，有效率可达90%，能抑制炎症和免疫反应，缓解中毒症状。一般适用于磺胺类药物治疗无效、急性发作期或暴发型病例，但并发腹膜炎或有腹腔内脓肿形成者不宜

应用。一般可用泼尼松（泼尼松）40～60mg/d，分 3～4 次口服。病情控制后逐渐减量至 10～15mg/d，通常维持半年左右后停药，为减少停药后的复发，在减量过程中或停药后给予美沙拉秦（5-ASA）口服。暴发型和严重发作期，可静脉滴注促肾上腺皮质激素或糖皮质激素，一般前者疗效较佳，用量为 25～50U/d，氢化可的松的用量是 200～300mg/d，或甲泼尼龙（甲泼尼龙琥珀酸钠）40～80mg/d，疗程一般为 10～14 天，在病情控制后逐渐减量，以后可口服泼尼松（泼尼松）等制剂维持。

④免疫调节药：对少数糖皮质激素治疗不敏感或对糖皮质激素产生依赖的患者，可考虑使用免疫抑制药。免疫调节药巯嘌呤（6-巯基嘌呤）和硫唑嘌呤均可选择性地作用于 T 淋巴细胞，但发挥作用缓慢，通常在用药 3～6 个月后出现疗效，但副作用较大。对磺胺药和皮质激素治疗无效者可谨慎试用。6-巯基嘌呤的用量为 1.5mg/(kg・d)，分次口服，硫唑嘌呤 1.5～2.5mg/(kg・d)，分次口服，疗程约 1 年。若与糖皮质激素联合应用，两者剂量应相应减少。环孢素对骨髓无抑制作用，对重度活动性溃疡性结肠炎效果较好，多用于皮质激素治疗失败者，初始剂量为 2～4mg/(kg・d)，静脉持续滴注，或 8mg/（kg・d）口服。

⑤其他药物：如色甘酸（色甘酸钠）可阻止肥大细胞、嗜酸细胞脱颗粒，从而抑制 5-羟色胺、慢反应物质释放，减少抗原-抗体反应，可减轻症状，钙通道阻滞剂，如维拉帕米（维拉帕米）、硝苯地平、桂利嗪等能减少肠道分泌，缓解腹泻，中药小檗碱（小檗碱）、苦参、白及、云南白药、锡类散等做局部治疗有一定疗效。

（3）选择性白细胞吸附治疗

选择性白细胞吸附采用体外血液净化的方式，通过吸附性血液净化器去除血液中的部分中性粒细胞和单核巨噬细胞，以及免疫复合物，并激活体内抗炎性反应，促进黏膜修复，达到缓解和改善症状的目的。

（4）粪菌移植治疗

将健康人粪便中的功能菌群，移植到患者胃肠道内，重建新的肠道菌群，实现肠道及肠道外疾病的治疗。也被少数人称为Fecal transplantation、Fecal bacteriotherapy 和 Intestinal microbiota transplantation，可分别可译为″粪便移植、粪菌治疗和肠菌移植或肠微生态移植。迄今，全世界已有约一万例患者接受粪菌移植治疗。

（5）不同部位或类型的溃疡性结肠炎的治疗：

①溃疡性结肠炎：

A.起始治疗：病变局限于直肠，症状多较轻，可采用美沙拉秦（5-氨基水杨酸）栓剂，2～3 次/d，或可的松泡沫剂 1～2 次/d，每次 1 个栓剂。若出现栓剂不耐受，如下腹不适、直肠激惹，可改用柳氮磺吡啶（偶氮磺胺吡啶）片或美沙拉秦（5-ASA）口服，2 周内常可见效，以后改为维持量。

B.维持治疗：美沙拉秦（5-ASA）栓剂用作长期维持治疗较好，每晚 1 粒，可减少复发。栓剂不耐受者可用柳氮磺吡啶（SASP）或美沙拉秦（5-ASA）口服维持，推荐维持量为柳氮磺吡啶（SASP ）2g/d。注意监测血药浓度、血红蛋白及网织红细胞。

②左半溃疡性结肠炎：起始治疗常用美沙拉秦（5-ASA）灌肠剂，每晚 4g，若 3～4 周后症状无缓解，可增量为早、晚各 1 次。或加用氢化可的松 100mg/100ml 灌肠，仍无效或患者难以耐受，可加用或改用柳氮磺吡啶（SASP）或美沙拉秦（5-ASA）口服，先从小剂量开始，若可耐受则逐渐加量，如柳氮磺吡啶（SASP）1g/d 或美沙拉秦（5-ASA）1～1.2g/d，逐渐增至柳氮磺吡啶（SASP）

4～6g/d 或美沙拉秦（5-ASA ）4.8g/d。一旦症状缓解，应逐渐减量。维持治疗常用 5-ASA 灌肠剂，每次 4g，每晚 1 次或每 3 晚 1 次，或用 SASP 1～2g/d、5-ASA 1.2～2.4g/d 口服维持。长期用 SASP 者，应补充叶酸。

③右半溃疡性结肠炎和全结肠炎：起始治疗常用柳氮磺吡啶（SASP） 4～6g/d 或美沙拉秦 2.0～4.8g/d 口服，急性发作期可加用美沙拉秦（5-ASA）灌肠剂或皮质类固醇灌肠。一旦症状缓解，应逐渐停用灌肠剂，并将口服柳氮磺吡啶（SASP）或美沙拉秦（5-ASA）减至维持量。若无效，可改用泼尼松 40～60mg/d 口服。注意补充铁剂，亦可适当加止泻剂缓解症状。维持治疗用柳氮磺吡啶（SASP）1～2g/d，或美沙拉秦（5-ASA）1.2～2.4g/d。

④重型或暴发性溃疡性结肠炎：该型患者常有全身症状，易并发中毒性巨结肠、肠穿孔，需住院观察治疗。迄今为止的主要治疗药物是皮质类固醇，重症病例还可点滴免疫抑制药或行结肠切除术，主要措施为胃肠外营养以便肠道休息和静脉用皮质类固醇。静脉营养同常规方法，皮质类固醇可用氢化可的松 100mg 静脉输注，每 8 小时 1 次，或泼尼松龙 30mg 静脉输注，每 12 小时 1 次或甲泼尼龙（甲泼尼龙）16～20mg 每 8 小时静脉输注 1 次。后两种药物较少有钠潴留和钾丢失的副作用。效果不明显时可联用美沙拉秦（5-ASA）灌肠或氢化可的松灌肠，2 次/d，亦可联用抗生素。对皮质类固醇无效者，用小剂量环孢素 2mg/（kg・d）持续静滴，可缓解病情，避免紧急结肠切除术，并可适当减少皮质类固醇用量。此外，有人采用粒细胞吸附疗法取得较好的疗效。粒细胞吸附疗法指从血中除去粒细胞、单核细胞、杀伤性 T 淋巴细胞等活化的白细胞，从而抑制炎症的疗法。粒细胞吸附器是一种血液滤过器，内部为充填乙酸纤维素的小珠，患者静脉血由此流过后，约 60%的活化粒细胞、单核细胞被吸附。该疗法每周 1 次，每次 1h，5 次为一疗程，由于这是对症疗法，需定期维持治

疗。粒细胞吸附疗法可适用于多种炎症性疾患，其有效率达 58.5%，较皮质类固醇疗效 44.2%高，且不良反应发生率仅 8.5%，而皮质类固醇达 42.9%。

⑤慢性活动性溃疡性结肠炎：部分患者对抗氮磺吡啶（SASP）、美沙拉秦（5-ASA）、皮质类固醇无效，但又不愿手术治疗时，可用硫唑嘌呤治疗，从 50mg/d 开始，逐渐加量，最大量为 2mg/(kg·d)。虽有效率达 60%～70%，但起效需 3～6 个月，因此，常在治疗初期需用泼尼松维持治疗至少 2 个月才减量。若用巯嘌呤（6-巯基嘌呤）或硫唑嘌呤 6 个月后仍无效，可改用甲氨蝶呤（氨甲蝶呤）2.5mg/周口服，逐渐加量至 10～15mg/周，亦可 25mg/周肌注。需 8～10 周才见效。

二、 中医治疗

1、大肠湿热

【证候】

起病较急，腹痛即泻，泻下急迫如注，便味臭秽，血随便下。或泻下黄色水样便，或脓样黏液便，腹胀肠鸣，肛门灼痛。或可伴有寒热，心烦口干而不欲多饮，食欲不振，小便赤涩短少。舌苔黄腻，脉象滑数

【治法】

清热除湿

【方药】

葛根芩连汤加减。本方重在清化肠中湿热，升清止泻，方中葛根解肌清热，煨用则能升清止泻；黄芩、黄连清热燥湿；甘草甘缓和中。如发热较著者，可加柴胡、银花、连翘；如为暑热作祟，可用六一散解暑清热，利湿止泻；如湿邪偏重，胸脘痞闷，渴不欲饮，苔腻时，宜酌加藿香、佩兰、苍术、厚朴、薏仁；若热邪偏重，发热，口渴喜冷饮，苔黄厚，可选加银花、白头翁、秦皮、黄柏等；伴恶心呕吐者，可加竹茹、陈皮、半夏；大便下血者可用当归、赤小

豆、白头翁等以养血祛湿，清热解毒，或可用地榆、槐花以凉血止血，炒荆芥以清血中之风，还可加参三七、三七粉、云南白药，以化瘀止血，或可用白及粉以泄血分之热并助生肌止血之力。

2、寒湿凝滞

【证候】

腹泻，便下赤白粘冻，白多赤少，或为纯白冻，腹痛拘急，里急后重，口淡乏味，中脘痞闷不渴，头痛身困，小便清白，舌质淡，苔白腻，脉濡缓

【治法】

温化寒湿，调气和血。

【方药】

胃苓汤加减。胃苓汤可温化肠胃中之寒湿之邪。方中白术、苍术祛湿健脾；陈皮、厚朴调气散寒，又温通助化寒湿、桂枝温散寒邪、茯苓健脾利湿。如兼恶寒身痛，发热无汗、脉浮等表证者，可合用荆防败毒散或藿香正气散以疏表解肌；若寒邪偏盛、泻下清稀如水样，腹痛肠鸣者，将桂枝改为肉桂、加乌药、良姜以温化寒湿；若小便不利者加猪苓、兼暑湿加草果、藿香、砂仁以解暑化湿

3、食滞胃肠

【证候】

腹痛即泻，泻下痛减，少倾覆又痛泻，泻下粪便臭如败卵，腹痛拒按，肠鸣，脘腹胀满，嗳气酸臭、厌食或呕吐，舌苔垢浊或厚腻、脉滑

【治法】

消食导滞，调和脾胃

【方法】

保和丸加减，保和丸重在消食化滞健脾和胃。方中山楂、神曲、莱菔子、麦芽消食导滞；半夏、陈皮和胃化湿降气；茯苓健脾渗湿。肉滞重用山楂，面积重用麦芽、莱菔子，谷停可加炒谷芽，酒伤可加葛花。如腹胀痛甚，大便泻下不畅者，可加大黄、枳实各、槟榔以通腑导滞；如积滞化热加黄连、清热厚肠；如恶心呕吐，加蔻仁和胃止呕；如食欲不振，加藿香、佩兰、芳香醒胃；如舌苔垢腻，加苍术、薏米芳香和渗湿同用，增强去湿之功。

4、毒热壅盛

【证候】

发病急骤，壮热口渴，头痛烦躁，胸脘满闷不食，呕吐恶心，腹痛剧烈，后重特甚，腹泻，利下脓血，多为紫红色，或呈血水状，便次频频；舌红苔，苔黄燥，脉滑数或疾，甚至昏迷痉厥

【治法】

清热解毒，凉血宁血

【方药】

白头翁汤合黄连解毒汤加减。两方合用共凑清热凉血、解毒宁神之功。方中白头翁清血分之毒热；配黄连，黄柏、黄芩、陈皮清热燥湿，生地、二花炭、丹皮、赤芍、知母凉血活血，清热解毒；大黄清热泄毒，荡大肠之毒热；生石膏清气分之热毒。如热毒侵入营血，高热神昏谵语者，可加用紫雪丹或安宫牛黄丸，以清解热毒，开窍安神；若高热、抽搐痉厥者加用紫雪散、全蝎、钩藤以清热息风镇痉；如呕吐频繁，胃阴耗伤，舌红绛而干，则可酌加西洋参、麦冬、石斛，扶阴养胃；如屡饮屡吐，可用玉枢丹吞服以和胃止呕；若下利无度，饮食不进或突然四肢不温、面白、出冷汗，喘促乃毒热内闭，阳气外脱，应急用独参汤或四逆加人参汤浓煎顿服，以益气救阳

5、瘀阻肠络

【证候】

下利日久，便下粪少，大便时稀时干，便后不尽，夹有粘冻或黯血，或下血色黑有光如漆，腹部刺痛，痛有定处，以左侧少腹为多，按之痛甚。可扪及条索状瘀块，面色暗滞，舌边有瘀斑或舌质暗红，脉沉涩

【治法】

化瘀通络、止痛止血

【方药】

少腹逐瘀汤加减。少腹逐瘀汤重在化瘀通络和营止血。方中蒲黄、五灵脂、当归、川芎配合为方之主要组分，活血化瘀，养血生新；香附、台乌、枳壳、元胡、乳香、没药行气活血定痛；肉桂、干姜、小茴香温经散寒行瘀，肠络瘀血得散则泄泻、腹痛自止。如气血瘀滞，化为脓血，大便挟有赤白粘冻，可合白头翁汤同用，以清热凉血；兼食滞加槟榔、山楂以消食导滞；如挟有瘀阻者，以滞下黏液为主，本方合苓桂术甘汤同用，以温化痰湿；如血热、大便暗红色较多，上方加三七粉（冲服），大黄炭以凉血止血；如气虚明显，见神疲、乏力、肢倦者，加党参，白术，以益气行血

6、肝郁脾虚

【证候】

腹泻，或便秘和腹泻交替发作。时作时止，每因恼怒而发作或加重。发作则腹痛欲泻，泻后痛减，矢气频作，大便溏薄，黏液较多，时夹脓血，日行3～4次，左少腹坠胀或里急后重，伴食欲缺乏，胸脘痞满，嗳气不舒，性情急躁等。舌质红，苔薄白而腻，脉弦

【治法】

抑肝扶脾、理气化湿

【方药】

逍遥散合痛泻要方加减。两方合用共凑疏肝健脾之功。方中柴胡、白芍、青皮疏肝理气，缓急止痛；白术、茯苓、陈皮、山药理气健脾祛湿；防风、薄荷疏肝养肝，醒脾燥湿；甘草缓急而调和诸药。若两胁胀痛，脉弦有力，上方加元胡。郁金以疏肝止痛；便秘和腹泻交替发作，则上方加槟榔、沉香以疏导积滞；如腹胀腹痛者，上方加枳实，厚朴以行气消胀；嗳气呕恶为肝气犯胃，胃气上逆，则上方加旋覆花、代赭石以降逆止呕；如脾虚较重，腹泻次数增多，则上方加党参、升麻以升补脾气；如情怀郁结、不思饮食、加代代花、玫瑰花以疏肝醒胃

7、脾气虚弱

【证候】

大便时溏，迁延反复，完谷不化，劳累则便溏加重，饮食减少，食后脘闷不舒，稍进油腻厚味食物，则大便次数明显增加，面色萎黄，神疲倦怠，或腹胀有下坠感，甚则脱肛不收，舌淡苔白，脉细弱

【治法】

补中益气、升阳止泻

【方药】

补中益气汤加减。方中黄芪、党参、白术、炙甘草补气健脾，为本方主药；升麻、柴胡配合参、芪以升举清阳，如葛根增加升清止泻作用；陈皮理气和胃，以防中气壅滞；诸药合用，使脾气健旺，升降复常，腹泻自除。如脾气下陷重者，上方加重参、芪药

8、脾虚湿困

【证候】

大便溏薄，脓血杂下，夹有黏液，久而不止，日行 3～6 次，腹胀食欲缺乏，自重倦怠，腹痛隐隐，舌质淡，苔白腻，脉沉缓

【治法】

健脾益气，化湿和中

【方药】

参苓白术散加减。方中党参、白术、茯苓、炙甘草为四君子汤，是补气健脾的代表方，专治脾虚失运，辅山药、莲子肉以助健脾益气之力；伍苡仁、扁豆渗湿健脾：砂仁、陈皮则和胃醒脾，理气宽中；桔梗载药上行；全方具有健脾补气、除湿止泻之功。如腹胀中满，气滞湿阻症状明显者，去方中炙甘草加大腹皮以理气化湿宽中；有停食者加山楂、麦芽、神曲；若湿蕴化热，舌苔黄腻者，加黄芩、滑石 10g 以清利湿热；如腹痛而冷者，上方加干姜以温运脾阳

9、脾胃虚寒

【证候】

下利日久，便下清冷稀薄，带有白冻或便下欠爽不化，每遇受寒或食人生冷发作，腹部隐痛，喜暖喜按，肠鸣腹胀，四肢欠温，舌淡苔白，脉沉迟

【治法】

温中健脾，散寒祛湿

【方药】

理中汤加味。方中党参、白术甘温健脾益气；干姜温中散寒，振奋脾阳；甘草调和诸药。如腹中冷痛，肢凉畏寒较甚者，上方加炮附子。如伴呕吐吞酸，寒热夹杂者，加黄连，以兼清热；如小腹拘急冷痛者，上方加小茴香、乌药。以温暖下元，理气止痛

10、寒热错杂

【证候】

便溏时发时止，日久不愈，发作时便泻夹有黏液或见脓血，里急后重，腹痛，饮食减少，倦怠怯冷，舌质淡，苔腻，脉细

【治法】

扶正祛邪，调理寒热

【方药】

连理汤加减，方中以党参、白术、干姜、炙甘草健脾温中；黄连清肠中湿热。综观全方，寒热并用，补泻同施，使寒散热消湿除，正复邪去，诸症自愈。如兼食滞者，加麦芽、山楂、神曲；泻痢休止时可用香砂六君子汤合香连丸健脾益气，兼清余热以巩固疗效

11、气阴亏虚

【证候】

疲乏头昏，五心烦热，腹胀不适，大便干结，临厕努挣乏力，舌质偏暗少苔，脉细弱

【治法】

益气养阴，健脾补肾

【方药】

参芪地黄汤加减。方中党参、黄芪、甘草补益中气、升阳；生地黄、当归、芍药、乌梅、玄参、首乌养血生津；佐以枳实、陈皮行气除满；麻仁、桃仁、蜂蜜润肠通便。如虚中夹实，合并大肠湿热者，宜加入酒军、黄芩、瓜蒌仁之类药清热除湿；如合并有大便下血则加槐花、地榆清肠止血；如便秘与泄泻交替者，可用大剂量白术、山药、首乌、当归健脾益肾，养血润肠，适时加减，解除痛苦

12、脾肾阳虚

【证候】

黎明之前，脐周作痛，肠鸣即泻，泻后则安。大便稀薄，多混有不消化食物，形寒肢冷，四肢不温，腰酸膝冷，疲乏无力，小便清长或夜尿频多，舌质淡胖，多有齿痕，脉沉细无力

【治法】

健脾温肾止泻

【方药】

四神丸合附子理中汤加减。或真人养脏肠，四神丸温肾散寒；附子理中汤温肾健脾，方中附子、补骨脂温补肾阳，理中汤合吴茱萸、肉豆蔻温脾暖中，五味子涩肠，合用可温肾暖脾止泻。真人养脏汤温补脾肾，收涩固肠。方中以党参、白术、炙甘草温脾益气；肉桂，肉豆蔻温肾暖脾散寒止泻；广木香以调气；白芍则缓急止痛；当归和血；诃子、罂粟壳收涩固脱。全方温暖脾肾，收涩固脱，调和气血并用，用于泻利日久，肠中积滞已去，呈现虚泻滑脱者，甚宜。如脾阳虚为主者，重用党参、白术、炮姜、石莲子，肾阳虚偏重者，重用附子、肉桂、补骨脂；滑脱不禁，舌苔无滞腻者，加罂粟壳，诃子肉，赤石脂、石榴皮等；如下腹隐痛加吴茱萸、香附；如腹痛加金狗脊、菟丝子；如久泻不止，兼见脱肛者，上方加生黄芪、升麻，以升阳益气固脱；若久泻不愈，由阳及阴，脾肾阴虚者，又当填阴之剂，加天门冬、黄精、麦冬

第四节　急性胰腺炎

【概述】

急性胰腺炎（acute pancreatitis，AP）是比较常见的一种急腹症，其发病率占急腹症的第 3～5 位。其中 80%以上的病人病情较轻，即急性水肿性胰腺炎，可经非手术治愈，基本上是一种内科病。10%左右的病人属于重症胰腺炎，即急性出血性坏死性胰腺炎，胰腺的炎症已非可逆性或自限性，常须手术治疗，

应视为外科病。由于对急性胰腺炎的认识较前深入，诊断技术和治疗方法更有了较大的发展，已成为内外科医生很感兴趣的问题，同时因重症胰腺炎病死率仍居高不下，达30%～60%，且易发生各种严重并发症，对医生仍是一个严峻的挑战。

本病属于中医“腹痛”范畴。

【病因病机】

引起急性胰腺炎的病因较多，常见原因有胆道疾病、胰管狭窄、大量饮酒和暴饮暴食等。胆道疾病是急性胰腺炎的最常见原因，而胰腺病变、大量饮酒和暴饮暴食易引起急性胰腺炎。

中医学认为，本病急性期的病机主要是肝郁气滞、湿热蕴结肝胆、脾胃实热、实热结胸、胆道被阻，病久反复发作则可导致脾胃虚弱，脾失健运。主要病理环节是郁（气机瘀滞）、结（实邪结聚）、热（实热内盛或湿热内蕴）、瘀（血行瘀滞）、厥（气血逆乱）、虚（脾胃虚弱）。

【诊断与鉴别诊断】

一、诊断

（一）症状

（1）腹痛：急性胰腺炎多数为突然发病，表现为剧烈的上腹痛，并多向肩背部放射，病人自觉上腹及腰背部有“束带感”，腹痛的位置与病变的部位有关，如胰头的病变重者，腹痛以右上腹为主，并向右肩放射；病变在胰尾者，则腹痛以左上腹为重，并向左肩放射，疼痛强度与病变程度多相一致，若为水肿性胰腺炎，腹痛多为持续性伴有阵发加重，采用针刺或注入解痉药物而能使腹痛缓解；若为出血性胰腺炎，则腹痛十分剧烈，常伴有休克，采用一般的止痛方法难以止痛。

（2）恶心呕吐：发病之初即出现，其特点是呕吐后不能使腹痛缓解，呕吐的频度亦与病变的严重程度相一致，水肿性胰腺炎中，不仅有恶心，还常呕吐1～3次不等；在出血性胰腺炎时，则呕吐剧烈或为持续性频频干呕。

（3）全身症状：可有发热，黄疸等，发热程度与病变严重程度多一致，水肿性胰腺炎，可不发热或仅有轻度发热；出血坏死性胰腺炎则可出现高热，若发热不退，则可能有并发症出现，如胰腺脓肿等，黄疸的发生，可能为并发胆道疾病或为肿大的胰头压迫胆总管所致。

这两种原因引起的黄疸需要结合病史，实验室检查等加以鉴别。

有极少数患者发病非常急骤，可能无明显症状或出现症状不久，即发生休克或死亡，称为猝死型或暴发性胰腺炎。

（二）体征

（1）全身体征：

①体位：多平卧或侧位，但喜静卧。

②血压，脉搏，呼吸：在水肿性胰腺炎时，多无明显变化，但在出血坏死性胰腺炎时，可有血压下降，脉搏及呼吸加快，甚至出现休克，值得提出的是，在急性出血坏死胰腺炎时，可以出现（ARDS），这是一种十分危险的综合征，需要根据病史，实验室检查等方法，做到早期诊断与治疗。

③舌苔：舌质多淡红，伴有感染时多红或紫红；舌苔多薄白或白腻，严重病例则黄腻或黄燥。

（2）腹部体征：

①视诊：腹部多平坦，但出血坏死性胰腺炎可因肠麻痹而出现腹胀，并发胰腺囊肿或脓肿时，可有局限性隆起。

②触诊：压痛，反跳痛与肌紧张可因病变程度和部位不同而各异，一般情况下，多在上腹部有程度不同的压痛，但压痛部位与病变部位有关，病变在胰

头者，压痛在右上腹；病变在胰尾者，压痛在左上腹；病变累及全胰腺者，全上腹有压痛，若出现坏死性胰腺炎，腹腔渗液多时，常为全腹的压痛，反跳痛和肌紧张。

急性胰腺炎时，也常在上腹部发现肿块，肿块的原因可能有：A.胀大的胆囊，位于右上腹胆囊区；B.肿大的胰头，位于右上腹，但位置较深；C.胰腺囊肿或脓肿，多为圆形的囊性肿物；D.水肿的发炎组织，如大网膜，肠管或小网膜囊内的积液。

③叩诊：有肠胀气时，叩诊呈鼓音，若腹腔有渗液时，则叩诊呈浊音，并可测出移动性浊音。

④听诊：肠音多减弱，当出现肠麻痹时，可呈“安静腹”。

（三）辅助检查

1.淀粉酶测定（AMY，AMS）

（1）血清淀粉酶测定：在起病后2～8小时开始升高，12～24小时达高峰，48～72小时开始下降，水肿型胰腺炎患者3～5天血清淀粉酶恢复正常。若持续升高不降，提示病情严重，可能出现胰腺坏死，或有胰管阻塞，或有肿瘤发生，或有炎症反复。血清淀粉酶的高低并不一定反映病情轻重，严重出血坏死型胰腺炎淀粉酶可正常或低于正常。

（2）尿淀粉酶测定：尿淀粉酶升高比血清淀粉酶升高较迟，维持时间较长，当血清淀粉酶恢复正常后仍可增高。常在发病后12～24小时开始升高，下降较慢，持续1~2周，但尿淀粉酶值受患者尿量影响。

（3）腹腔渗出液淀粉酶测定：胰源性腹水和胸腔积液中的淀粉酶值亦明显升高。

2.淀粉酶、内生肌酐清除率比值（Cam / Ccr%）：正常值为1%～4%，胰腺炎时可增加3倍。急性胰腺炎时，Cam / Ccr%增加。

3. 血清脂肪酶：常在病后24～72小时开始上升，持续10天左右，对病后就诊较晚的急性胰腺炎患者有诊断价值，且特异性较高。

4. 血清正铁血红蛋白：出血坏死型胰腺炎起病72小时内常为阳性。

5. 白细胞计数：多有白细胞增多、中性粒细胞核左移。

6. 血钙测定：急性胰腺炎可出现一过性低钙血症，血钙低至2mmol／L以下提示为出血坏死型胰腺炎。

7. 血糖测定：急性胰腺炎可出现一过性血糖增高，如持续血糖升高大于10mmol／L，提示胰腺坏死。

8. 影像学检查

（1）胸、腹部平片对有无胸腔积液、肠梗阻有帮助。

(2)B超对胰腺肿大、脓肿及假囊肿有诊断意义。

(3)cT对鉴别水肿型和出血坏死型胰腺炎有较大价值。

（4）磁共振作用同CT外，还可通过胆胰管造影判断有无胆胰管梗阻。

（四）并发症

1. 局部并发症

（1）胰腺、胰腺周围脓肿：出血坏死型胰腺炎起病2～3周后，因胰腺及胰周坏死继发细菌感染而形成脓肿，出现高热、腹痛、上腹部肿块和中毒症状。

（2）假性囊肿：系由于胰液和液化的坏死组织在胰腺内或其周围被包裹所致，常发生在出血坏死型胰腺炎病后3～4周。

2. 全身并发症

（1）消化道出血：上消化道出血多由于应激性溃疡或黏膜糜烂所致；下消化道出血，可由于胰腺坏死穿透横结肠所致。

（2）败血症：常见于胰腺炎并发胰腺脓肿时，因机体防御功能失调，局部感染扩散，引起败血症。早期以革兰氏阴性杆菌为主，后期常为混合菌。患者表现为持续高热寒战，腹痛剧烈，头痛呕吐等。

3. 多器官功能衰竭：坏死性胰腺炎的死因中，多与并发多器官功能衰竭有关。

（1）急性肾功能衰竭：多于起病后5天内发生，发病后1周内出现少尿者应予警惕。

（2）急性呼吸衰竭（急性呼吸窘迫综合征）：临床特点是突然发生进行性呼吸窘迫、过度换气、发绀、焦急、出汗等，常规氧疗不能缓解。

（3）心力衰竭：临床出现心悸、气促、端坐呼吸、双下肢水肿等。

（4）休克：患者出现烦躁不安、皮肤苍白、血压下降、少尿或无尿，主要原因为有效血容量不足、缓肌肽类致周围血管扩张、胰腺坏死释放心肌抑制因子使心肌收缩不良、并发感染、消化道出血。

（5）胰性脑病：由于大量活性蛋白水解酶、磷脂酶A进入脑内，损伤脑组织和血管，引起中枢神经系统损害症候群，称为胰性脑病。表现为精神异常、定向力缺乏、伴有幻觉妄想、躁动等。

4. 慢性胰腺炎和糖尿病：慢性胰腺炎与胰腺腺泡大量破坏及胰腺外分泌功能不全有关；糖尿病与胰腺β细胞破坏、胰岛素分泌减少有关，其发生率约4%。

（五）病理分类

1. 急性间质性胰腺炎：表现为间质的水肿、充血和炎细胞浸润，胰腺本身及其周围可有少量脂肪坏死。约占急性胰腺炎90%以上。

2. 急性出血性胰腺炎：腺泡及脂肪组织坏死，血管坏死则破裂出血，腹腔内可有出血性渗出液。少见，但病情重，预后差。

二、鉴别诊断

急性胰腺炎的正确诊断率近年来有显著提高，但在非典型的病例中，往往易与其他急性腹部疾患相混淆，故应随时提高警惕，现将鉴别要点略述如下。

1、急性胆囊炎，胆石病：急性胆囊炎的腹痛较急性胰腺炎轻，其疼痛部位为右上腹部胆囊区，并向右胸及右肩部放射，血尿淀粉酶正常或稍高；如伴有胆道结石，其腹痛程度较为剧烈，且往往伴有寒战，高热及黄疸。

2、胆道蛔虫病：胆道蛔虫病发病突然，多数为儿童及青年，开始在上腹部剑突下偏右方，呈剧烈的阵发性绞痛，患者往往自述有向上“钻顶感”，疼痛发作时，辗转不安，大汗，手足冷，痛后如常人，其特点为“症状严重，体征轻微”（症状与体征象矛盾），血尿淀粉酶正常，但在胆道蛔虫合并胰腺炎时，淀粉酶可升高。

3、胃及十二指肠溃疡穿孔：溃疡病穿孔为突然发生的上腹部剧烈疼痛，很快扩散至全腹部，腹壁呈板状强直，肠音消失，肝浊音缩小或消失，腹平片有气腹存在，更可能帮助明确诊断。

4、急性肾绞痛：有时应与左侧肾结石或左输尿管结石相鉴别，肾绞痛为阵发性绞痛，间歇期可有胀痛，以腰部为重，并向腹股沟部与睾丸部放射，如有血尿，尿频，尿急，则更有助于鉴别。

5、冠心病或心肌梗死：在急性胰腺炎时，腹痛可反射性放射至心前区或产生各种各样的心电图改变，往往相混淆，然而，冠心病患者可有冠心病史，胸前区有压迫感，腹部体征不明显等，须仔细鉴别。

【治疗】

一、西医治疗

大多数急性水肿型胰腺炎经3～5天积极治疗可治愈。对出血坏死型胰腺炎必须严密观察病情变化，采取综合治疗措施，积极抢救治疗。

1.一般治疗：卧床休息，禁食直至腹痛缓解。必要时胃肠减压以减少胃酸、食物刺激胰液分泌，并减轻呕吐和腹胀。

2.减少胰液分泌：可选用H_2受体阻断剂（H_2RA）或质子泵抑制剂（PPI）、

生长抑素类似物、抗胆碱药。

(1)H_2受体阻断剂（H_2RA）或质子泵抑制剂（PPI）静脉给药，

通过抑制胃酸分泌进而减少胰液分泌，并可预防应激性溃疡的发生。如西咪替丁（0.8～1g+5%或10%葡萄糖注射液500ml静脉滴注1次/日）或奥美拉唑（40mg入壶q12h）。

（2）生长抑素类似物：能抑制各种因素引起的胰酶分泌，抑制胰酶合成，降低Oddi括约肌痉挛，减轻腹痛，减少局部并发症。应尽早使用。

生长抑素14肽（施他宁）：首剂250μg静脉注射，以后每小时用250μg持续静脉滴注，持续3～7天。

生长抑素14肽（奥曲肽）：首剂100μg静脉注射，以后每小时用25ug持续静脉滴注，持续3～7天。

（3）抗胆碱药：疗效有争议，对肠麻痹者不宜用。

3.抑制胰酶活性：适用于出血坏死型胰腺炎早期。

（1）抑肽酶：可抗激肽释放酶（胰血管舒缓素），使缓激肽酶原不能变为缓激肽，尚可抑制蛋白酶、糜蛋白酶。用法：10万～20万U/次+5%或10%葡萄糖注射液静脉滴注，2次/日。

（2）乌斯他丁：可抑制胰蛋白酶等各种胰酶，还可稳定溶酶体膜、抑制溶酶体酶的释放、抑制心肌抑制因子产生和炎性介质释放。用法：100000u+5%葡萄糖注射液500ml中静脉滴注，1～3次/日。

4.解痉止痛：选用阿托品（0.5～1mg/次，2～3次/日）或654-2（5～10mg/次，1～2次/日，肌注）。疼痛剧烈者加用哌替啶（50～100mg/次，肌注）。

5.维持水、电解质平衡，保持血容量：应积极补充体液及电解质，维持有效血容量。重型患者常有休克，应给予白蛋白、输血及血浆代用品。应早期给予营养支持治疗。

6. 预防和控制细菌感染：对于非胆源性 MAP 不推荐常规使用抗生素；对于胆源性 MAP 或 SAP 应常规使用抗生素。推荐甲硝唑联合喹诺酮类药物为一线用药，疗效不佳时改用其他广谱抗生素，疗程为 7～14 天，特殊情况下可延长应用。

7. 内镜治疗：推荐在有条件的单位，对于怀疑或已经证实的 AP（胆源型），如果符合重症指标，和（或）有胆管炎、黄疸、胆总管扩张，或最初判断是 MAP、但在治疗中病情恶化者，应行鼻胆管引流或内镜下括约肌切开术。

8. 并发症的处理

（1）急性呼吸窘迫综合征是 AP 的严重并发症，处理包括机械通气和大剂量、短程糖皮质激素的应用，如甲泼尼龙，必要时行气管镜下肺泡灌洗术。

（2）急性肾功能衰竭主要是支持治疗，稳定血流动力学参数，必要时透析。

（3）低血压与高动力循环相关，处理包括密切的血流动力学监测，静脉补液，必要时使用血管活性药物。

（4）弥散性血管内凝血时应使用肝素。

(5)AP 有胰液积聚者，部分会发展为假性囊肿。对于胰腺假性囊肿应密切观察，部分会自行吸收，若假性囊肿直径>6 cm，且有压迫现象和临床表现，可行穿刺引流或外科手术引流。胰腺脓肿是外科手术干预的绝对指证。

（6）上消化道出血，可应用制酸剂，如 H_2 受体拮抗剂、质子泵抑制剂。

二、中医治疗

中医辨证论治　对于本病的辨证分型，目前临床尚缺乏统一标准，文献报道颇不一致。临床大体可分为肝胆郁结、肝胆湿热、热毒内结等 3 型。

1、肝胆郁结：胆腑不利，气机阻滞，肝失疏泄，脾失健运而发病。常见于急性水肿型胰腺炎早期。证见腹痛时作，痛连胸胁，腹胀呕恶，口苦纳呆，苔薄脉弦。治则：疏肝利胆解郁。方选柴胡疏肝散，常用药物有：柴胡、芍药、香附、黄芩、虎杖、青皮、郁金等。

2、肝胆湿热：肝胆疏泄不利，湿热内生，蕴结不散，熏蒸肝胆而发病。证见腹痛发热、黄疸、口苦、尿黄、便结、舌红、苔黄腻、脉滑数。治则：清热化湿，疏肝利胆。方选大柴胡汤，常用药物有：柴胡、大黄、黄芩、山栀、半夏、蒲公英、川朴等。

3、热毒内结：肝胆湿热不散，热从火化，火毒内生，即可腐肉成脓，又可耗气动血，甚至阴阳离决。

证见高热不退，腹痛拒按，持续不解，腹肌强直，口干唇燥，面目红赤，或全身深黄，大便秘结，小便黄赤，舌红苔燥黄或灰黑，脉细数。热入营血者可见皮肤瘀斑，齿龈出血等。热陷心包者可见神志昏迷，或谵妄狂躁。伤阴损阳，阴阳离决者，可见四肢厥冷，大汗淋漓等。治则：清热泻火解毒。方用黄连解毒汤加味，常用药物有：黄连、黄芩、生地、丹皮、山栀等。大便秘结、腹痛拒按者，可加大承气汤。热入营血者可加清营汤。热陷心包者，可加安宫牛黄丸。亡阴亡阳者，可用参附汤、参脉散、独参汤等。

第五节　脂肪肝

【概述】

脂肪肝（fatty liver）：是指由于疾病或药物等因素导致肝细胞内脂质积聚超过肝湿重的5%，肝内积聚的脂质依病因不同可以是三酰甘油、脂肪酸、磷脂或胆固醇酯等，其中以三酰甘油为多。脂肪肝分为非酒精性脂肪肝病和酒精性脂肪肝病两种 非酒精性脂肪性肝病（non-alcoholic fatty liver disease, NAFLD）是指除外酒精和其他明确的肝损害因素所致的，以弥漫性肝细胞大泡性脂肪变为主要特征的临床病理综合征，包括单纯性脂肪性肝病以及由其演变的脂肪性肝炎和肝硬化。胰岛素抵抗和遗传易感性与其发病关系密切。随着肥胖和糖尿病的发病率增加，NAFLD 现已成为我国常见的慢性肝病之一。酒精性肝病（alcoholic liver disease）是由于长期大量饮酒所致的肝脏疾病。初期通常表现为脂肪肝，进而可发展成酒精性肝炎、酒精性肝纤维化和酒精性肝硬化。严重酗酒时可诱发广泛肝细胞坏死甚或肝功能衰竭。本病在欧美等国多见，近年我国的发病率也有上升。据一些地区流行病学调查发现我国成人的酒精性肝病患者患病率为4%左右。根据脂肪含量，可将脂肪肝分为轻型（含脂肪 5%～10%）、中型（含脂肪 10%～25%）、重型（含脂肪 25%～50%或>30%）三型，脂肪肝是一个常见的临床现象，而不是一个独立的疾病，包括脂肪变性，脂肪肝炎和肝硬化等病理改变。脂肪肝的临床表现与其病因，病理类型及其伴随疾病状态密切相关，临床上，根据起病缓急可将脂肪肝分为急性和慢性两大类，前者相对少见，病理上多表现为典型的小泡性肝细胞脂肪变，后者主要指由肥胖，糖尿病和酗酒等引起的大泡性肝细胞脂肪变。

本病属中医“积症”范畴。

【病因病机】

正常人肝脏内脂质含量占肝重的2%～4%，其中14%为甘油三酯，64%为磷脂，8%为胆固醇，14%为脂肪酸。导致肝细胞内脂质积聚超常的因素有：

1. 酒精：75%～95%慢性嗜酒者有不同程度的肝脂肪浸润。大多数学者认为，酒精对肝内甘油三酯代谢有直接毒性作用。

2. 营养过度：近半数肥胖病人有不同程度的脂肪肝。脂肪肝可能是全身脂肪沉积的一部分，常伴有高脂血症或高甘油三酯血症，女性较男性好发。

3. 营养不良：蛋白质和热量缺乏是脂肪肝的又一个重要因素。食物中缺乏蛋白质，即使热量足够也可导致脂肪肝。

4. 代谢及内分泌疾病：糖尿病、甲亢、皮质醇增多症等影响肝脏对脂肪的代谢，导致高脂血症均可伴有肝脂肪浸润，以甘油三酯增高最为常见，通常具有家族性。

5.药物或其他化学物质损害肝脏：常见引起脂肪肝的药物如四环素、异烟肼、利福平等，常见引起脂肪肝的化学物质如四氯化碳、氯仿、砷、铅、汞等。

肝脏在脂质储存和代谢中起关键作用，是体内脂肪代谢的枢纽。肝内脂肪主要来源于食物和外周脂肪组织。摄入脂肪过量，脂肪组织释放游离脂肪酸过多，肝内甘油三酯合成增加，肝细胞内游离脂肪酸清除减少，脂蛋白合成障碍等均可导致脂肪肝。脂肪肝形成最主要的原因可能还是肝细胞脂肪酸氧化功能减弱，常涉及线粒体功能障碍。

中医学认为，本病多因饮食不节、嗜食肥甘及饮酒过度或情志内伤而致肝失疏泄，脾失健运，湿浊内蕴，痰浊郁结，瘀血阻络，而最终湿、痰、瘀互结，痹阻于胁下而形成本病。

【诊断与鉴别诊断】

一、诊断

脂肪肝的诊断主要依靠病史，临床表现及实验室检查，尤其是B超和CT具有一定特征，确诊有赖于肝活检。

1.病史：酒精性脂肪肝有长期酗酒史，尤其是酒精成分高的白酒，此外，还有肥胖，糖尿病，静脉高能营养，使用有关药物及接触毒物等。

2.临床表现：脂肪肝形成后，大部分表现食欲不振，恶心，呕吐，体重下降，乏力，腹胀，肝区不适或隐痛。

3.体格检查：可触及肿大的肝脏（一般在右肋下2～3厘米以内），表面光滑，边缘圆钝，质地软或中等硬度，可有轻度压痛，部分病人有叩击痛，重症病人可出现肝硬化表现。

4.实验室及其他辅助检查：谷丙转氨酶（ALT）升高，少数病人可出现轻度黄疸。

二、　鉴别诊断

应与其他常见肝病如病毒性肝炎，自身免疫性肝病，代谢性肝病，肝硬化等相鉴别，对局灶性脂肪肝，需与原发或继发性肝癌，肝血管瘤等占位性病变鉴别。

（一）　重度脂肪肝

重症脂肪肝是指临床症状凶恶，预后不良的脂肪肝，严格来说，它是某些危重疾病的一种病理过程，主要包括妊娠急性脂肪肝，脑病脂肪肝综合征，它与一般脂肪肝在临床症状，体征，疾病预后方面具有明显不同。

1、妊娠急性脂肪肝

本病又称为产科急性黄色肝萎缩，是妊娠的严重并发症，临床较为少见，预后恶劣，本病多发生于妊娠末三个月（30～40 周）发病，据认为，妊娠期大量口服与滴入四环素，有可能诱发本病。

主要临床症状：骤发的持续性恶心，呕吐，甚至呕血，伴有上腹疼痛，一周出现黄疸，常无瘙痒，以后黄疸迅速加深，继之出现不同程度的意识障碍或昏迷；血清胆红素轻至中度升高，如合并 DIC，则呕吐咖啡色液或鲜血，以及尿血，便血，紫癜，齿龈及注射部位出血，同时，血小板及纤维蛋白原减少，FDP 值上升及凝血酶原时间延长，半数病人少尿，代谢性酸中毒等早期肾功能衰竭的表现。

2、脑病脂肪肝综合征（Reye 综合征）

本病主要发生于小儿和青少年，发病前常有某种病毒感染，感冒样前驱症状和水痘，感染症状改善 2～3 天后，突然出现频繁呕吐，伴剧烈头痛，数小时内进入谵妄，痉挛，木僵和去大脑皮质状态，最后进入昏迷，常伴有发热，低血糖，肝功能异常等表现，本病起病凶险，病死率高。

（二） 肝癌，肝血管瘤，肝脓肿，肝囊肿

局限性脂肪肝改变需与它们相鉴别，肝癌，尤其是小细胞肝癌和甲胎蛋白阴性的肝癌，很难与局限性脂肪肝鉴别，通常情况下小细胞肝癌多呈衰减，常有包膜影和门静脉侵犯，转移性肝癌多为超声增强，常见多结节，无门脉系统侵犯，CT 显示肝癌多呈边界较清楚的密度减低区，加注造影剂后扫描组织对比增强，选择性肝动脉造影能较好地显示肿瘤血管或血管瘤，肝动脉造影虽然在鉴别肝血管瘤和肝癌时存在困难，但对于排除肝脓肿，肝囊肿等仍有一定价值，B 超引导下肝穿刺活检是确诊各种肝内占位性病变的有效方法。

（三） 病毒性肝炎

脂肪肝患者肝内脂肪变性呈弥漫性分布，常需与病毒性肝炎等鉴别，病毒性肝炎患者除具有乏力，食欲缺乏，发热，恶心，呕吐，黄疸，尿黄等表现外，流行病学，病原学检查有助于确诊。

【治疗】

一、 西医治疗

非酒精性脂肪肝病治疗

（一）针对危险因素的治疗

如能控制引起 NAFLD 的病因，单纯性脂肪性肝病和脂肪性肝炎可以逆转乃至完全恢复，是治疗 NAFLD 的最重要措施。减肥和运动可改善胰岛素抵抗，是治疗肥胖相关 NAFLD 的最佳措施。实施热卡及脂肪（特别是饱和脂肪酸）摄入限制，使体重逐步下降（每周减轻 1kg 左右），但注意过快体重下降可能会加重肝损害，应在减肥过程中监测体重及肝功能。运动锻炼要足量、要坚持。对高脂血症者饮食限制及结构调整是主要措施。降脂药的使用应慎重，因降血脂药会驱使血脂更集中在肝脏进行代谢，常会导致肝细胞的进一步损害。一般认为降脂药只用于血脂升高明显者，用药过程中应密切监测肝功能情况。对糖尿病患者应积极控制血糖。

（二）药物治疗

目前临床用于治疗 NAFLD 的药物，疗效不肯定。多烯磷脂酰胆碱、S-腺苷甲硫氨酸等因不良反应少，可试用。维生素 E 具抗氧化作用，可减轻氧化应激反应，有建议可常规用于脂肪性肝炎治疗。

酒精性脂肪肝病治疗

（一）戒酒

戒酒是治疗酒精性肝病的关键。如仅为酒精性脂肪肝，戒酒 4～6 周后脂肪肝可停止进展，最终可恢复正常。彻底戒酒可使轻、中度的酒精性肝炎临床症状、血清转氨酶升高乃至病理学改变逐渐减轻，而且酒精性肝炎、纤维化及肝硬化患者的存活率明显提高。但对临床上出现肝功衰竭表现（凝血酶原时间明显延长、腹水、肝性脑病等）或病理学有明显炎症浸润或纤维化者，戒酒未必可阻断病程发展。

（二）营养支持

长期嗜酒者，酒精取代了食物所提供的热量，故蛋白质和维生素摄入不足引起营养不良。所以酒精性肝病患者需要良好的营养支持，在戒酒的基础上应给予高热量、高蛋白、低脂饮食，并补充多种维生素（如维生素 B、C、K 及叶酸）。

（三）药物治疗

多烯磷脂酰胆碱可稳定肝窦内皮细胞膜和肝细胞膜，降低脂质过氧化，减轻肝细胞脂肪变性及其伴随的炎症和纤维化。美他多辛（metadoxine）有助于改善酒精中毒。糖皮质激素用于治疗酒精性肝病尚有争论，但对重症酒精性肝炎可缓解症状，改善生化指标。其他药物（如S-腺苷甲硫氨酸）有一定的疗效。

（四）肝移植

严重酒精性肝硬化患者可考虑肝移植，但要求患者肝移植前戒酒3～6个月，并且无严重的其他脏器的酒精性损害。

二、中医治疗

1、肝胃不和型：症见肝区胀痛，肝脏肿大，脘闷食少，或有恶心、腹胀，舌质淡，苔薄白，脉弦。当以疏肝和胃为治，方用柴胡疏肝散加减，药取柴胡、香附、佛手、枳壳、丹参、枳实、姜黄、郁金、法半夏、陈皮、茯苓、厚朴，泽泻、山楂、荷叶，每日1剂，水煎服。

2、肝胆湿热型：症见肝区胀痛，肝脏肿大，脘闷食少，口苦口干，或有恶心，大便秘结，小便短赤，舌质红，苔黄腻，脉弦。当以清热利湿为治，方用小柴胡汤合黄连温胆汤加减，药取法半夏、黄芩、大枣、泽泻、决明子、竹茹、枳壳、黄连、茯苓、陈皮、郁金、丹参、姜黄，荷叶，生姜，甘草，每日1剂，水煎服。

3、脾虚湿盛型：症见肝区不适，乏力，纳少，餐后腹胀，或伴胸闷、恶心，大便溏，小便清长，舌质淡、边有齿印，脉濡细。当以健脾化湿为治，方用六君子合平胃散加减，药取木香、党参、茯苓、白术、陈皮、苍术、大枣、泽泻、胆南星、山楂、扁豆，甘草、砂仁，荷叶，每日1剂，水煎服。

对于无明显症状而B超或CT检查有脂肪肝征象者，常用柴胡、何首乌、决明子、姜黄、郁金、山楂、泽泻、佛手、丹参、枳壳、荷叶等适量水煎服或制成丸药应用，多可获效。

第七章　普通外科

第一节　甲状腺功能亢进

【概述】

甲状腺功能亢进症（以下简称甲亢）是甲状腺分泌过多甲状腺激素引起全身代谢亢进、神经兴奋性增强为主要表现的疾病，是常见的内分泌疾病。甲亢包括原发性甲亢（或称 Graves 病）、继发性甲亢和高功能腺瘤，原发性甲亢占 85%以上，发病年龄以 20~40 岁为多，女性多见，男女比为 1:5～1:4。

【辅助检查】

1．实验室检查

（1）血清 T_4 检测：T_4 增高可以诊断甲亢，游离 T_4 较总 T_4 更有意义。

（2）血清 T_3 检测：甲亢早期或复发性甲亢 T_3 增高，游离 T_3 比 T_4 敏感。

（3）TRH 促甲状腺激素释放激素刺激试验：血清 T_3、T_4 不增高而疑有甲亢的患者给予 TRH，无反应者多为甲亢。

2．特殊检查

（1）甲状腺摄 ^{131}I 率测定：摄碘率增高伴有高峰前移者可诊断为甲亢。

（2）甲状腺扫描：甲状腺扫描能区分甲亢类型，原发性甲亢表现为甲状腺两叶碘均匀分布，而继发性甲亢或高功能腺瘤则表现为“热结节”。

【诊断】

1. 诊断思维　有典型临床表现的甲亢的诊断并不困难；不典型者经以上诊断步骤仍不能确定者，则可进行抗甲状腺药物试验性治疗，在治疗过程中病情好转则有助于诊断。

2．鉴别诊断

①单纯性甲状腺肿。除甲状腺肿大外，并无上述症状和体征。虽然有时 131I 摄取率增高，T3 抑制试验大多显示可抑制性。血清 T3，rT3 均正常。

②神经官能症。

③自主性高功能性甲状腺结节，扫描时放射性集中于结节处：经 TSH 刺激后重复扫描，可见结节放射性增高。

④其他。结核病和风湿病常有低热、多汗心动过速等，以腹泻为主要表现者常易被误诊为慢性结肠炎。老年甲亢的表现多不典型，常有淡漠、厌食、明显消瘦，容易被误诊为癌症。单侧浸润性突眼症需与眶内和颅内肿瘤鉴别。甲亢伴有肌病者，需与家族性周期麻痹和重症肌无力鉴别。

【治疗】

一、手术治疗

（一）治疗方法与适应症

甲状腺次全切除术后复发率低，但手术为破坏性不可逆治疗，且可引起一些并发症，应慎重选择。适应证为：

①中、重度甲亢，长期服药无效，停药复发，或不能不愿长期服药者；

②甲状腺巨大或有压迫症状者；

③胸骨后甲状腺肿伴甲亢；④结节性甲状腺肿伴甲亢。

不适合手术治疗方法者有：①浸润性突眼者；②严重心、肝、肾、肺并发症，全身情况差不能耐受手术者；③妊娠早期（前 3 个月）和晚期（后 3 个月）；④轻症病人预计药物治疗方法可缓解者。

（二）外科治疗的地位

甲状腺大部切除术仍然是目前治疗甲亢的一种常用而有效的方法。抗甲状腺药物不能根治甲亢，也不能代替手术。根据统计，单纯以抗甲状腺药物治疗的病例,约有50%不能恢复工作,而经手术治疗的病例,只有5%。因此,如果应用抗甲状腺药物治疗4～5个月后疗效不能巩固者,应考虑手术治疗。

对于手术治疗,除了青少年患者,病情较轻者及伴有其他严重疾患不宜手术者外,均可手术治疗。对于继发性甲亢和高功能腺瘤,应用抗甲状腺药物或131碘治疗的效果都不甚显著,同时还有恶变的可能存在,更宜以手术治疗为主。业已并发有左心扩大,心律失常,甚至发生心律失常者,更应手术,始能治愈。企图完全治愈上述心脏症状,然后再行手术的办法,是本末倒置,反而导致病情恶化。

至于妊娠妇女,鉴于甲状腺功能亢进对妊娠可造成不良影响,引起流产、早产、胎儿宫内死亡、妊娠中毒症等;妊娠又可能加重甲状腺功能亢进。因此,在妊娠早期、中期、即4～6个月,仍应考虑手术治疗;到晚期,甲状腺功能亢进与妊娠间的相互影响已不大,则可待分娩后再行手术治疗。

(三)术前准备及其重要性:

甲亢病人在基础代谢率高亢的情况下,手术危险性很大。因此,充分而完善的术前准备极其重要。

1. 首先要做好病人的思想工作,消除病人的顾虑和恐惧心理。精神紧张、不安和失眠者可给予镇静剂和安眠药。已发生心力衰竭者,应给予洋地黄制剂;伴有心房颤动者,可给予普萘洛尔或奎尼丁治疗。

2. 术前检查:除全面的体格检查外,还应包括:①测定基础代谢率,T3T4检查及131碘吸收试验。在有增高的病人须定期复查。②喉镜检查,确定声带功能。③心电图检查,并详细检查心脏有无扩大,杂音或心律不齐等。④有胸骨后甲状腺肿时,应做颈部X线摄片,并让患者同时咽下显影剂，以确定气管和食管的受压程度。

3. 药物准备：降低基础代谢率是术前准备的重要环节。①如病人基础代谢率高，可用硫氧嘧啶类药物（甲基或丙硫氧嘧啶、他巴唑等）。此类药物能阻止碘的有机化过程，使氧化碘不能与酪氨酸结合。另外，其本身亦是甲状腺过氧化酶的酶解物，能有效地阻止甲状腺素的合成，并且对甲状腺淋巴细胞有重要免疫作用，由于硫氧嘧啶类药物能使甲状腺肿大和动脉性充血，手术时易发生出血，增加了手术的困难和危险。因此，服用硫氧嘧啶类药物后必须加用碘剂。②在甲亢症状基本控制后，即可改用口服碘液溶液（lugol 氏液），每日 3 次口服，从 3 滴开始，每日每次增加 1 滴，至 16 滴止，维持此量 3～5 日。碘剂对增生状态的甲状腺的作用在于在最初 24～48 小时内阻滞正常碘的有机化环节，阻滞甲状腺球蛋白水解，从而抑制甲状腺素的释放，使滤泡细胞退化，甲状腺血运减少、脆性降低。腺体因此缩小变硬，从而有利于手术切除甲状腺。③对于常规应用碘剂或合并应用抗甲状腺药物不能耐受或不起显著作用的病例，可使用碘剂与普萘洛尔合用术前准备，普萘洛尔使用剂量每 6 小时给药一次，口服、每次 40～60 毫克。普萘洛尔半衰期 3～6 小时。因此，最末一次口服普萘洛尔要在术前 1～2 小时；术前不用阿托品，以免心动过速。术后继服普萘洛尔 4～7 日。普萘洛尔是一种 β 受体阻滞剂，可选择阻滞靶组织的 β 受体对儿茶酚胺的作用，抑制肾上腺素能活力增进，降低周围组织对甲状腺素的效应，使甲亢症状得到改善。普萘洛尔不能抑制甲状腺素释放。

近年来，有人主张完全单用普萘洛尔作甲亢的术前准备。优点是：一方面可缩短术前准备时间，另一方面并不影响甲状腺功能，术后立即能了解甲状腺残留部分的功能状态。但多数学者认为：应用普萘洛尔的适应症仍应限于上述病例，也就是对碘剂不起显著作用的病例，且仍应与碘剂联合应用，完全单用普萘洛尔仅适用于高功能腺瘤病人的术前准备。

（四）手术时机的选择：

经上述药物准备 2～3 周。甲亢症状得到基本控制（病人情绪稳定、睡眠好转、体重增加），脉率稳定在每分钟 90 次以下，早、中、晚脉率波动不超过 10 次 / 分，基础代谢率在＋20％以下或 T3T4 值在正常范围。腺体缩小变硬，血管杂音减少，便可进行手术。

需要说明，“适当的手术时机”诚然一般以基础代谢率接近正常与否来决定，但亦不完全以此为标准，应同时参考全身情况，尤其是循环系统的改善情况。脉率的降低，脉压的恢复正常等，常是适当手术时机的重要标志。

（五）甲状腺次全切除术要点：

1、麻醉：局部麻醉在绝大多数病例效果良好，且可随时了解声带功能，避免喉返神经损伤。如果气管严重受压或较大的胸骨后甲状腺肿，为了保证手术中呼吸道通畅，减轻心脏负担，则应考虑气管内麻醉。

2、手术操作应轻柔、细致，认真对待每一步骤。①离胸骨上缘两横指处做切口，横断或分开舌骨下诸肌，进入甲状腺外层被膜和固有膜间隙，即可分离出甲状腺体。②充分显露甲状腺腺体。结扎、切断甲状腺上动静脉应紧贴甲状腺上极，以避免损伤喉上神经，如要结扎甲状腺下动脉，要尽量离开腺体背面，靠近颈总动脉结扎甲状腺下动脉主干。这样，不但可避免损伤喉返神经，且使甲状腺下动脉的分支仍与喉部、气管、咽部、食管的动脉分支相互保持吻合，不致影响切除后甲状腺残留部分和甲状旁腺的血液供应。③切除腺体的多少，应根据甲状腺大小和甲亢程度而定，通常需切除腺体的 80～90％，每侧残留腺体以成人拇指末节大小为恰当。腺体切除过少容易引起复发，过多又易发生甲状腺功能减退。另外，必须保留腺体的背面部分，这样既能避免喉返神经损伤，又能避免甲状旁腺的损伤。甲状腺峡部亦需予以切除。④术中要严密止血，对较大血管（如甲状腺上动、 甲状腺中、下静脉）应分别采取双重结扎，以防滑脱出血。切口应置通畅引流 24～48 小时，以便及时引流出渗血，颈部的空间小，少量的积血，亦可压迫气管。

3、加强术后观察和护理，密切注意病人呼吸、体温、脉搏、血压的变化。术后继续服用复方碘化钾溶液，每日 3 次，从 16 滴开始，逐日逐次减少 1 滴。如术前合用普萘洛尔做术前准备，术后继服普萘洛尔 4～7 日。病人应取半卧位，以利呼吸及切口引流。帮助病人排痰，床旁放置气管切开包及手套，以备万一病人窒息时及时做气管切开。

（六）术后主要并发症：

1、术后呼吸困难和窒息：这是术后最危急的并发症，多发生在术后 48 小时内。常见原因为①切口内出血压迫气管。主要是手术时止血不彻底，或因血管结扎线滑脱引起。②喉头水肿。主要是由于手术操作创伤或气管插管损伤所引起。③术后气管塌陷。是气管壁长期受压，发生软化，术后失去周围组织支撑所引起。

临床表现为进行性呼吸困难、烦躁、发绀以至窒息。如因出血所引起者，尚有颈部肿胀，引流口渗出鲜血等。如发生上述情况，应立即在床旁拆除缝线，敞开伤口，去除血肿；如情况仍无改善，应立即做气管切开，待病人情况好转后，再送手术室做进一步检查处理。

2、喉返神经损伤：主要是手术操作直接损伤引起，如切断、缝扎、挫夹或牵拉过度；少数是由于血肿压迫或疤痕组织牵拉而引起。前者在术中立即出现症状，后者在术后数天才出现症状。如完全切断或缝扎喉返神经，损伤是永久性的，挫夹、牵拉或血肿压迫所致的损伤多为暂时性，经针刺、理疗等治疗后，一般可在3～6个月内逐渐恢复。一侧喉返神经损伤所引起的声嘶，可由声带过度地向患侧内收而好转，术后喉镜检查虽仍见患侧声带外展，但病人并无明显声嘶。两侧喉返神经损伤会发生两侧声带的麻痹，引起失音或呼吸困难，需做气管切开。

3、喉上神经损伤：多由于结扎、切断甲状腺上动静脉时，离开腺体上极较远，未加仔细分离，连同周围组织大束结扎所引起。若损伤喉上神经外支，会使环甲肌瘫痪，引起声带松弛，音调降低。分离向上延伸很高的甲状腺上激时，有时可损伤喉上神经的内支，由于喉黏膜的感觉丧失，患者失去喉部的反射性咳嗽，进食时，特别是饮水时，就可引起误咽而呛咳。一般经针刺、理疗等可自行恢复。

4、手足搐搦：手术时甲状旁腺误被一并切除，挫伤或其血液供应受累时，都可引起甲状旁腺功能不足，引起手足搐搦。

症状多在手术后1～2日出现。轻者仅有面部或手足的强直感或麻木感，常伴心前区的重压感；重者发生面肌和手足的搐搦（一种带疼痛性的痉挛）。每日可发作数次，每次10～20分钟，甚至数小时，严重病例还伴有喉和膈肌痉挛，可引起窒息而死亡。晚期常继发双眼白内障。

在不出现搐搦的间歇期间，神经肌肉的应激性明显增高，如果在耳前叩击面神经、颜面肌肉即发生短促的痉挛（chrostek征）、如果用力压迫患者的上臂神经，即引起手的搐搦（Trousseau征）。

血钙多降低血磷则上升，同时尿中的钙、磷排出减少。

治疗：发作时立即静脉推注10%葡萄糖酸钙或氯化钙10～20毫升。口服葡萄糖酸钙或乳酸钙2～4克，每日3～4次。同时加用维生素D2，每日5万～10万单位，以促使其在肠道吸收。最有效的方法是口服二氢谷固醇（AT10）油剂，有提高血钙的特殊作用，从而降低神经、肌肉的应激性。

近年，同种导体甲状旁腺移植，亦有疗效，但不持久。

5、甲状腺危象：发病原因迄今尚未肯定。过去认为：甲状腺危象是手术时过度挤压了甲状腺组织，促使大量甲状腺激素突然进入血液中的结果。但是患者血液中的甲状腺激素含量并不一定高。因此，不能简单地认为甲状腺危象是单纯地由于甲状腺激素在血液中过多的结果。近年来则认为：甲状腺危象是由于肾上腺皮质激素分泌不足引起的，甲亢时肾上腺皮质激素的合成、分泌和分解代谢加速。久之，使肾上腺皮质功能减退，而手术创伤应激诱发危象。同时也由于术前准备不充分，甲亢症状未能很好控制所致。

临床表现多于术后12～36小时内发生高热，脉快而弱（每分钟120次以上），病人烦躁、谵妄，甚至昏迷，并常有呕吐和水泻。如不积极治疗，患者往往迅速死亡。故危象一旦发生，应及时予以抢救治疗。

治疗措施包括①复方碘溶液3～5毫升，口服，紧急时可用10%碘化钠5～10毫升加入500毫升10%葡萄糖液中静脉滴注，以减少甲状腺素的释放。②用β受体阻滞剂或抗交感神经药，常用的有普萘洛尔5毫克，加入5%葡萄糖液100毫升静脉滴注，或口服40～80毫克，每6小时一次。利血平2毫克肌肉注射，每6小时一次。③氢化可的松，每日200～400毫克，分次静脉滴注。④镇静剂：常用苯巴比妥钠100毫克或冬眠合剂Ⅱ号半量，肌肉注射，6～8小时一次。⑤降温：一般配合冬眠药物物理降温，使病人体温尽量保持在37℃左右。⑥静脉输入大量葡萄糖液并保持水、电解质及酸碱平衡。⑦吸氧，以减轻组织的缺氧。⑧如有心衰者可给予洋地黄制剂，如有肺水肿可给予呋塞米。

6、术后复发：造成术后复发的常见原因是：未切除甲状腺峡部或锥体叶；或切除的腺体不够，致残留的腺体过多，或甲状腺下动脉未予结扎等。

复发甲状腺的再次手术常常带来难以估计的困难，而且容易损伤喉返神经和甲状旁腺。因此，对复发的甲亢，一般以非手术治疗为主。

7、甲状腺功能减退：由于腺体切除过多所引起。表现轻重不等的黏液性水肿：皮肤和皮下组织水肿，面部尤甚，按之不留凹痕，皮肤干燥，毛发疏落，患者常感疲乏，性情淡漠，智力较迟钝，动作缓慢，性欲减退。此外，脉率慢、体温低、基础代谢率降低。

治疗：长期服用甲状腺抑制剂或甲状腺素，一般有较好疗效。

二、同位素治疗

用放射性碘破坏甲状腺组织而达到治疗目的，有“内科甲状腺手术”之称。利用甲状腺有浓集碘的能力和 131 碘能放出β射线生物学效应，使甲状腺滤泡上皮细胞破坏、萎缩，分泌减少，达到治疗目的。通常病人只需服用一次，若效果不佳则可在三个月或半年后再追加一次。治疗后甲状腺的体积会逐渐缩小，有的病人会因甲状腺破坏过多而导致机能低下。本疗法的适应证有：

①中度甲亢，年龄在 20 岁以上，应首选此疗法；

②抗甲亢药物长期治疗无效，或停药复发者，或药物过敏者；

③合并心、肝、肾疾患不宜手术者，手术后复发者或不愿手术者；

④某些高功能结节性甲亢。

下列情况不适宜本治疗：①妊娠期、哺乳期；②年龄在 20 岁以下者；③外周血白细胞<3000/立方毫米或中性<1500/立方毫米；④重度心、肝、肾功能衰竭；⑤重度浸润性突眼；⑥甲亢危象。

以上治疗方法，都不是孤立存在的，临床上往往是需要相互配合，才能达到最理想的治疗效果。

本病尚无病因治疗，药物治疗疗程长，长期缓解率低，仅为 30%～50%；

同位素治疗术后可能出现永久性甲减；手术为破坏性不可逆治疗，切少了术后甲亢复发，切多了出现甲减。因此严格地讲，三种治疗方法均不令人满意。本病多数病人表现极其良性过程，适当选择的治疗在疾病取得相当缓解上起重要作用，病人同医生应密切配合，因人而异地选择最佳治疗。

三、中医治疗

甲状腺疾病多因肝郁火伏，以致激动肝火，或情志内伤，肝气郁结而引发。其发病机理与经、孕、产、乳等生理功能失调及体质因素等一定关系，体内阴阳乖戾，气滞痰凝，壅结颈前功尽弃基本病变，若迁延日久，引起血脉瘀阻则由气、痰、瘀三者合而交结为患。本病初起多实，病久则由实转虚或虚实夹杂。

甲亢病病理变化可以说是虚实夹杂，初发病时多数是因气机瘀滞、痰气凝结于颈前而致病，或者是由于肝火亢盛、瘀血阻滞而致病，这些多为实证，久病不愈也就转变成气虚、阴虚、气阴两虚等证，根据甲亢病的病理变化是以气为先，也就是由气滞、痰凝、血瘀、肝火、直到阴虚，而这一病理变化又涉及肝、心、肾、脾等脏器，在治疗上从疏肝解郁、理气化痰、活血祛瘀的同时，注重滋阴养血和补益元气，调整机体的脏腑功能，恢复机体各个系统的正常功能，尤其是恢复机体的免疫功能，只有这样才能巩固疗效，标本兼治。

根据这一论证，借助现代科技从中医学、药理学、病理学、解剖学等多学科进行深入研究，中药里的某些成分，能够以不同于碘剂的药理作用，克服碘的弊病而对甲亢发挥很好的治疗作用。

临床表明，它可以针对甲亢的病根从疏肝理气、滋阴降火、化瘀活血、益气宁心、软坚散结等多方面进行有效治疗，以达到标本兼治，同时还能有效地克服抗甲状腺药物治疗所致的一系列毒副作用和不适症状，避免手术治疗所造成的不可逆的和破坏性的不良后果，治疗甲亢病疗效独特、显著、无毒副作用，给甲亢病患者在治疗上提供了非常大的方便。

第二节 甲状腺瘤

【概述】

甲状腺瘤是甲状腺最 常见的良性肿瘤,多见于中青年女性其病因尚不完全清楚，和其他肿瘤一样，环境、家族等因素与本病的发生有一定的关系。病理上分为滤泡状腺瘤和乳头状腺瘤。滤泡状腺瘤分为五种亚型：微滤泡型、小柱状型、非典型和嗜酸细胞型，某些亚型与滤泡状癌有相似的组织结构。乳头状瘤较少见。

【辅助检查】

1、 甲状腺超声检查：B 超可以明显辨别甲状腺肿块属于囊性或实质性，彩色 B 超还可以观察肿块的血流情况，以此为诊断良、恶性肿瘤提供参考，血流丰富者有恶变可能。

2、甲状腺吸 131 碘率测定：无论良、恶性肿瘤，甲状腺吸 131 碘率多为正常，功能自主性甲状腺腺瘤可以偏高。

3、甲状腺核素扫描：甲状腺腺瘤及少数甲状腺癌可以表现为热结节或温结节，甲状腺囊肿、甲状腺腺瘤囊性变或内出血表现为凉结节或冷结节，一般轮廓清晰，边界规则。

4、甲状腺各项功能多正常。

5、颈部 X 线检查：当甲状腺肿瘤[1]巨大时，可见气管受压或移位，部分瘤体内可见钙化影像。甲状腺淋巴造影显示网状结构中有圆形充盈缺损，边缘规则，周围淋巴结显影完整

【诊断】

1. 诊断思维　术前诊断较困难，尤其是与其他单发结节的鉴别，必要时需行病理学检查。与单个结节的结节性甲状腺肿的区别在于腺瘤有完全的包膜，周围为正常的甲状腺组织，或有肿瘤周围甲状腺组织受压征象。

病理上分为滤泡状腺瘤和乳头状腺瘤两类。有时与甲状腺乳头状癌和甲状腺滤泡状癌难以鉴别，后者有包膜或血管的侵犯。

2. 鉴别诊断

（1）结节性甲状腺肿：甲状腺结节多发，或随访中结节数目增加；临床上单个结节者鉴别较困难，需病理检查结果。病理上结节性甲状腺肿结节没有完整包膜，或仅有假性包膜即纤维结缔组织包绕；周围腺体多增生，常有多个结节形成；结节周围组织无受压征象。

（2）甲状腺癌：甲状腺结节质地硬、与周围组织浸润性生长、境界不清、活动度差、表面不光滑。结合细针穿刺细胞学检查帮助术前诊断；另外影像学检查有参考价值，B 超呈低回声或境界不清，或有细密的钙化点等，ECT 呈冷结节。确诊需有组织病理学资料。

【治疗】

一、一般性治疗和预防：

原则上应及早手术切除。一般行包括腺瘤在内的患侧甲状腺大部切除；如果瘤体小或已囊性变，亦可连同周围部分正常甲状腺组织将瘤体完整切除；近来有人主张作患叶全切加峡部加对侧叶 1/3 切除，以防多中心瘤灶存在的可能；双叶多发性腺瘤，则行双叶甲状腺切除。

良性甲状腺瘤一般预后比较好，复发率不高。

甲状腺大部切除后一般对生理没有影响。

【中医治疗】

甲亢病位在颈部，临床上呈现的颈肿、怕热汗出、心悸心烦、消谷善饥、性急易怒、指舌颤动、形体消瘦等症状，是一个多脏腑受病、多病机并存的复杂的病理过程，治疗上常通过疏肝理气、清肝泻火、健脾化痰、滋阴降火、滋补肝肾、宁心安神、祛痰散结、活血通络、驱除邪毒等多种方法、多个环节，借以达到调整人体内环境失调的病理状态。中医治疗甲亢的机制为：

（1）调整机体的免疫功能。

（2）调节神经与体液系统的功能活动。

（3）抑制能量代谢。

（4）抑制甲状腺素的分泌。

瘤体较小的良性甲状腺瘤可以保守治疗，即采用中药治疗；瘤体较大（大于 5cm 以上）或有恶变趋势的应及时尽早采用手术治疗，并做病理切片，确诊良、恶性。术后再采用中药巩固治疗，以防复发。因为手术也只是一种局部的治疗方法，肿瘤生长在身体某一部位，是一个全身疾病的局部表现，对于大多数的肿瘤病人而言，局部治疗不能解决问题，治标而不治本，实践证明，肿瘤手术后的大量复发和转移病例足以说明局部治疗难以使肿瘤得到根治。

甲状腺肿瘤患者常规一般采用手术治疗或不治疗，因为患者一般最初是看西医，而被诊断为甲状腺肿瘤，西医认为最好的疗法为手术治疗。但是经验证明，手术治疗术后极易复发，复发率高达 88.2%，难以根治，因为手术只是一种局部的治疗方法，甲状腺肿瘤虽然生长在颈部，但是是一个全身性疾病的局部表现，对于大多数甲状腺肿瘤病人而言，局部治疗不能解决根本问题，治标不治本，实践证明，甲状腺肿瘤手术后的大量复发和转移病例足以说明局部治疗难以使肿瘤得到根治；不治疗（因甲状腺良性肿瘤无明显症状：不痛、不痒、不影响说话，吃饭、睡觉、工作和学习），病程一长，气阴两伤，最终阴阳互损，成为难治之病，甚至危及生命。

然而，中医治疗肿瘤主要靠辨证论治，从整体出发，既考虑了局部的治疗，又对患者的全身状况进行系统的调理，扶正祛邪，标本兼治，可以根治肿瘤，且愈后不易复发。

第三节　甲状腺癌

【概述】

甲状腺癌是甲状腺最常见的恶性肿瘤，多见于女性。其中乳头状癌多见于30~45岁的妇女，占成人甲状腺癌的60%，预后较好。滤泡状腺癌多见于50岁左右中年人，占2%。未分化癌多见于70岁左右老年人，约占15%。髓样癌来源于滤泡旁降钙素分泌细胞（癌细胞），预后不如乳头状癌，但较未分化癌好。

【体格检查】

1. 甲状腺肿块　大部分肿块具有恶性肿瘤的特性，即质地硬、表面不光滑、有浸润感，晚期肿块固定不可移动。

2. 颈部淋巴结肿大　初时同侧、单个淋巴结肿大，可活动，以后淋巴结可融合成团，固定不动，或两侧淋巴结肿大。

【辅助检查】

1. 实验室检查

（1）甲状腺功能测定：测定 T_3、T4 和 TSH，以了解甲状腺功能状况，排除继发性甲亢或高功能腺瘤。TSH 的敏感性高于 T_4，因此甲亢早期 TSH 就可异常。

（2）降钙素测定：正常通常低于 75ng/L，对于髓样癌诊断和随访有重要意义。

2. 特殊检查

（1）B 超：无创伤、价格便宜且分辨率高，作为首选辅助检查手段。确定肿块大小、部位和颈部淋巴结状况，根据不同回声状况确定肿块性状；甲状腺癌的超声图形表现为肿块边缘不清、肿块不规则，或有密集细小的钙化点等。无回声，结节为囊肿结节囊性变。

（2）同位素扫描（ECT）：^{131}I 扫描或 ^{99m}Tc 扫描，甲状腺癌摄碘能力降低，呈“冷结节”，但是“冷结节”不都是恶性，实质性肿块表现为冷结节者有意义，15%左右为恶性。对远处转移的诊断帮助大。

（3）细针穿刺细胞学检查（fine needle aspiration biopsy，FNAB）：是最有效的术前辅助诊断措施，国外报道准确性与冷冻切片相当，达到 95%～98%，国内 FNAB 技术有待进一步提高，需要病理医生的密切配合。FNAB 需多部位穿刺、多张涂片、至少两张涂片上有两个细胞团。也可以将穿刺物固定、离心沉淀后得到细胞，行涂片细胞学检查。

（4）X 线检查：颈、胸部 X 线摄片检查能发现颈部甲状腺肿块或胸内甲状腺肿，以及肿块对周围器官压迫症。肺部转移表现为多发结节。另外气管 M-V 片可提示气管软化状况。

（5）CT、MRI 检查：肿块较大，或压迫、侵犯周围器官和组织，或胸内甲状腺肿是需进一步检查。不作为常规检查措施。

【诊断】

1. 诊断思维　甲状腺癌的诊断是一个比较复杂的问题，主要依靠详细地询问病史和细致的体格检查。在诊断时，不要过分依赖肿块表面不平和质地坚硬作为甲状腺癌的特征，有些甲状腺癌的肿块可以柔软光滑，活动度也较大。

甲状腺 ECT 扫描不作为常规检查手段。有资料显示冷结节中恶性 16%，温结节中恶性 9%，热结节中恶性 4%。ECT 扫描资料对甲状腺癌的诊断帮助作用不大，但是热结节提示高功能腺瘤或继发性甲亢可能。

FNAB 结果分为恶性、可疑、良性和标本不足四类。恶性和可疑者有手术指征；对于标本不足者须重复FNAB检查；良性者可暂时不必特殊处理。

术前、术者需仔细检查颈部淋巴结状况，以查体为主，必要时可行超声检查，后者资料作为参考。镜下淋巴结转移的临床意义有争议。甲状腺癌患者颈部淋巴结阳性率高，尤其是乳头状癌，儿童可达80%，但可能多数并不发展成为临床转移，因此不提倡预防性颈淋巴结清扫。

2．鉴别诊断

（1）表现为甲状腺结节的亚急性甲状腺炎：本病有明显的局部疼痛病史，有的伴有发热，或1~2周倩曾经有上呼吸道感染史。体格检查结节质地硬，与周围粘连，有明显的压痛。实验室检查白细胞可增高，血沉增快，或基础代谢增高二摄碘率降低，ECT示冷结节或放射碘分布稀疏或不显影。

（2）桥本甲状腺炎：40岁以上女性多见，多数起病隐匿，表现为双侧甲状腺弥漫性增大，质地坚硬如硬橡皮状，表面光滑，晚期可不希望结节状。实验室检查50%～80%本病患者血清中甲状腺球蛋白抗体和甲状腺微粒体抗体阳性，80%～90%患者过氧化物歧化酶抗体阳性，晚期患者TSH升高。本病可与甲状腺癌合并存在，与甲状腺淋巴瘤也有较高相关性，与该病的鉴别诊断有一定难度，可行细针穿刺细胞学检查，必要时行活检。

【治疗】

1.非手术治疗

甲状腺癌最有效，术后的多种非手术辅助治疗对长期生存率及复发率，特别是高危组病人有很大的影响，某些不能完整切除的甲状腺癌，如局部固定，或不能切除的恶性程度甚高的甲状腺癌，如已浸润腺体外组织，以及已有远处转移或局部复发无法切除的肿瘤，非手术的辅助治疗尚有缓解症状，延长寿命的效果。

（1）分化型甲状腺癌的促甲状腺素抑制疗法：DTC术后正确应用促甲状腺

素（TSH）抑制疗法可使多数患者获得良好的疗效，局部复发率及远处转移率明显下降。30年生存率也明显提高。

①TSH抑制疗法的机制：尽管现已发现许多刺激甲状腺生长的因子以及与甲状腺肿瘤有关的基因，如表皮生长因子（EGF）及其受体（EGFr），但仍以TSH最为重要，刺激甲状腺滤泡摄碘及促进碘的有机化，通过腺苷环化酶(adenylate cyclase）使细胞内的单磷酸环化酶（cyclic adenosine monophosphate，cAMP）增加，导致胞浆蛋白磷酸化和增加细胞核的复制能力，从而加速肿瘤恶化，腺苷环化酶已增高，再抑制TSH时，反应性便降低，TSH抑制疗法对已形成的癌肿并无治疗作用，但可延缓其发展，而且，只有去除了原发灶，抑制疗法才可能有较好的疗效。

现已证实，在滤泡细胞源性DTC中均有TSH受体，体外实验也发现此受体对TSH刺激有反应，服用甲状腺素抑制TSH可预防甲状腺肿瘤产生，TSH尚可刺激磷脂酰肌酐磷酸激酶（phosphate-dylinositol phophokinase C，PKC）系统，特别在缺碘时，促使甲状腺结节形成。

Dunhill（1937）首先提出应用抑制TSH的方法治疗甲状腺癌，并广泛应用于已有转移的DTC，以及预防已切除的肿瘤复发。

甲状腺素对TSH具负反馈作用，是实施抑制疗法的基础，但生理功能相当于T4的3～5倍，主要由肝，80%的甲状腺乳头状癌及滤泡状癌对各种治疗均有很好的疗效，可造成诸多危害，另外，使用半衰期较长的制剂如甲状腺片（片），有的学者反对抑制治疗，但比较30年生存率，抑制疗法组明显高于对照组，如指征，注意及避免各种不良反应，抑制疗法的确有肯定的价值。

②TSH抑制疗法的实施：

A.治疗指征：由于高危组DTC的预后不及低危组，而甲状腺素对心脏耗氧的增加及导致骨质疏松，因此抑制疗法的最佳指征是年龄<65岁，尤其是高危

组及绝经期前妇女。

其次，DTC 作全甲状腺切除术后也应使用抑制疗法，特别在容易复发的术后 5 年内，必须根据局部复发或全身转移的可能性评估，作出个体化处理，当存在某些预后不佳因素时，应给予抑制疗法，如不摄碘的甲状腺癌，侵犯包膜等。

B. 制剂的选择：目前常用制剂为左甲状腺素钠（levothyroxine，L-T4），半衰期较长，约 7 天，而碘塞罗宁（T3）的半衰期仅 24h，对于随时须作核素扫描的高危组病人有利，以缩短检查前停药时间，及时作扫描检查。

左甲状腺素钠（L-T4）制剂纯净，甲状腺素的含量精确，无过敏反应之虞，但价格昂贵，生物制剂甲状腺片（片）虽其制剂粗糙，但因其价廉，仍有应用价值，须将甲状腺片（片）与左甲状腺素钠（L-T4）互换时也很方便。二者互换的对等剂量约为甲状腺片（片）40mg 相当于左甲状腺素钠（L-T4）100μg。二者半衰期也相似。

C. 剂量的掌握：应根据高敏度免疫测定法测得的血清中 TSH（S-TSH）浓度及 T3，而 T3，通常为<0.3μU/ml，甚至<0.01μU/ml，常在 0.3～1.0μU/ml（S-TSH 正常参考值为 0.3～6.3μU/ml）。

D. 治疗时限：术后何时给药尚未统一，不论单侧或双侧甲状腺叶切除，术后 3 周内血清甲状腺素水平基本处在正常范围内，不会产生甲减的临床表现，尤以单侧切除者多见，且术后 5 天左右 T4 和 FT4 并不明显降低，早期给予外源性激素可能会进一步升高体内激素水平，加重上述症状，部分病人术后短期内 S-TSH 尚处于短暂抑制状态，故从抑制角度讲，早期服药尚不合适，应待术中释放激素的效应消失后再开始给药，单侧甲状腺切除的病人术后 3 周，超出正常范围上限一倍，因此建议在术后 2～3 周起，即单侧甲状腺切除术后 3 周起，双侧甲状腺切除术后 2 周起给予抑制疗法较为妥当。

至于服用期限，高危组病人最好终身服用，而低危组因术后最初 5 年为容易复发时间，在术后 5 年内可施行全抑制治疗，并严密随访，定期作病理学检查，5 年后可作部分抑制治疗或不予治疗，或术后已作核素碘消融治疗，将残留甲状腺已全部毁灭，则在随访时监测血清 TG 水平极有意义，TG 不应增高，血清 TG 增高>5ng/ml，必须警惕肿瘤复发或转移，血清 TG 水平比核素扫描还敏感，即使核素扫描阴性，也不能完全除外癌肿转移，Duren 等认为 TG 的敏感性及特异性达 91%及 99%，由于 TG 由 TSH 刺激甲状腺滤泡所致，因此任何使甲状腺功能增加的疾病均可增高，如结节性甲状腺肿，当存在有功能的甲状腺滤泡时，TG 增高并不意味有恶性肿瘤。

③抑制疗法的不良反应：只要甲状腺素的剂量恰当，大多无甚不良反应，必须预防。

A. 甲状腺功能亢进（甲亢）或亚临床型甲亢：只要定期复查甲状腺功能，使 T3，便可避免此不良反应。

B. 骨质疏松：表现为骨痛，血清甲状旁腺激素降低，特别在摄钙不足。

C. 心肌耗氧量增加，促发心绞痛，甚至心肌梗死，对伴有冠状动脉硬化性心脏病，以及伴心房纤维性颤动时必须慎用或弃用抑制疗法。

④抑制疗法的疗效：抑制疗法使甲状腺乳头状及滤泡状腺癌的复发率及与甲状腺癌相关的死亡率减少，甚至在老年进展期病人中已获证实，提示无论对Ⅲ，显示术后应用左甲状腺素钠（L-T4）抑制疗法者累计复发率为 17%，而对照组达 34%，尽管抑制疗法组与对照组的 10 年生存率无明显差异，但 30 年生存率显示抑制疗法组明显优于对照组。

（2）核素碘治疗：核素碘 ^{131}I，均可被 γ 一照相机探测，组织对 γ 一射线的吸收甚微，而对甲状腺滤泡或癌肿起毁坏作用的都是高能量且射程仅 0.5cm 的 β 射线。

口服核素碘后上消化道能迅速吸收，经血循环到达某些组织并聚集，且以功能性钠一碘迁移（Sodiurn-iodide transporter，NIS）表达，最后由尿，病变组织的滤泡越多，疗效也最好，疗效最好，乳头状腺癌摄碘较好，疗效也较好；髓样癌摄碘甚少或几乎不摄碘，故疗效更差；因未分化癌不摄碘，故几乎不用核素碘治疗。

①分化型甲状腺癌的核素碘治疗：某些 DTC，如乳头状，因此这些甲状腺癌具有良好的疗效，但必须在至少去负荷手术后才能发挥其最大作用，即只能作为 DTC 的辅助治疗。

由于核素碘伴有一定的不良反应，因此，DTC 术后是否均须行核素碘治疗仍有争论，10 年生存率已相当高，而且 Crile（1988 年）认为抑制疗法的疗效与核素碘相仿，发现术后用核素碘加上抑制疗法者为 6.4%，单独应用抑制疗法者为 13.1%，两种疗法均不用者达 40%，发现术后行核素碘治疗组达 100%，而对照组仅 33.3%。

近年来越来越多的学者重视核素碘的治疗，但因其对低分化及未分化甲状腺癌的疗效极差，较少应用。

根据治疗目的，核素碘的治疗可分为甲状腺切除术后的消融（ablation）疗法，及发现转移而无法再手术的内照射治疗两种。

A. 消融疗法：消融疗法系在 DTC 作甲状腺近全切除术后，应用核素碘销毁残留的正常甲状腺，达到甲状腺全切除的目的，而无甲状腺全切除术的众多并发症，如甲状旁腺功能减退，无须另外再服用核素碘及其他准备，通常可发现以 2mCi 小剂量 131I 所作的诊断性扫描不能探及的病灶，可发现 24%～39%术中及胸片不能发现的转移灶，故兼有进一步诊断转移灶的作用。

基于消融疗法所用的核素碘剂量较大，故术后是否均须用此疗法尚有争议，此疗法并不能改善长期生存率及肿瘤复发率，发现消融组与对照组相比，II，他们认为若求30年生存率，应考虑术后消融疗法，只要初期手术范围恰当，对低危组病人，特别是乳头状癌患者，术后消融疗法的意义不大，发现术后永久性甲状旁腺功能减退的发生率为2%，永久性喉返神经损害发生率为1%，30年复发率也仅为19.1%，而术后消融组也有16.6%(P=0.89)，无明显差别(P=0.43)，滤泡状特别是Hurthle细胞甲状腺癌，应作术后消融治疗，以达到早期发现转移灶及延长寿命的作用，完全消融后血清TG一旦升高，特别是在TSH增高时便可考虑有转移的可能，应及早处理，近年在适当剂量的控制下术后消融疗法已被广泛接受。

采用消融疗法的意义在于：a.甲状腺本身系多病灶性，根据甲状腺全切除标本的连续病理切片证实，对侧腺体的隐性癌肿发生率高达10%～25%，甚至80%，因此可选择以核素碘消融甲状腺近全切除术后残留的腺体，既可达到全切除的目的，消除所有腺内隐性病灶，又无众多的甲状腺全切除的并发症，还可达到早期诊断难以发现的转移病灶，并及早进行进一步治疗，若术后采用消融治疗，可减少此种转化的可能。

a.指征：Ⅱ，而初次手术仍残留部分甲状腺时，作为进一步核素碘治疗的准备。

b.消融时机：通常以术后2～3周最为恰当，TSH才增高达30μU/ml，此时，局限性转移灶或残留的病灶摄碘能力最强，>50μU/ml时，反而抑制核素碘的吸收。

c.消融剂量消融成功的指标为：48h摄碘量<1%；消融后甲状腺扫描不显影。

B.不能切除的原发灶，或发生颈部淋巴结转移时，应首选再次手术治疗，或伴肝，以及不能手术的原发病灶，只要局部能摄碘均可采用核素碘治疗，然后再用较大剂量的核素治疗，剂量依临床表现而定，最大剂量为800～1000mCi，但副作用极大。

核素碘治疗对复发，尤其是有约 70%的甲状腺滤泡状癌有效，对儿童，具摄碘功能的甲状腺乳头状癌肺转移时，应用核素碘治疗后，10 年生存率可达 74%，而无摄碘功能者仅 6%，在 DTC 伴骨，5～10 年生存率在核素碘治疗的具摄碘功能者为 79%，而不摄碘者仅为 55%。

甲状腺癌的摄碘率明显影响核素碘的疗效，年轻者甲状腺癌的摄碘率高于年老者，伴有轻度甲状腺功能减退者的转移灶常伴甲状腺功能而易吸碘，其中 30～50μU/ml 为最佳，>50μU/ml 时反而与摄碘率成反比，可抑制甲状腺释放碘而不改变碘的摄取功能，故可增加核素碘的疗效。

②髓样癌的核素碘治疗：家族性甲状腺髓样癌ⅡA 型（MENⅡA）的预后较散发性好，散发性为 55%，10 年生存率仅 50%，又作甲状腺全切除者，10 年生存率达 95%以上。若初次手术时已有腺外侵犯。

③核素碘治疗的并发症：

A. 早期并发症：好发于服药后三周内，小剂量（<30mCi）核素碘治疗时极少发生。当剂量>150～200mCi 时发生率便增高。

a. 急性放射病：发生率<1%，好发于服药后 12h 内。表现为乏力。

b. 唾液腺炎：发生率约 5%～10%，可在服药后即刻或数天后发生，严重时可有腮腺，而味觉改变可持续数周或数月。

c. 短暂的放射性胃炎：极少见，于口服药物后 1/2～1h 内产生，表现为恶心。

d. 放射性膀胱炎：表现为膀胱刺激征状，保持每 2～3 小时排空膀胱 1 次，如服药 24h 内饮水不够，或未及时排空膀胱，可发生放射性膀胱炎。

e. 腹部不适及轻度腹泻：好发于服药后第 1～2 天。

f. 颈部水肿：常见于消融疗法后，好发于残留甲状腺较多，且摄碘良好时，表现为类似血管神经性的颈部水肿。

g. 短暂性甲亢：核素碘导致甲状腺大量破坏，甲状腺素快速释放可致短暂性甲亢，肿瘤消退时。

h. 骨髓抑制：几乎均有产生，特别在剂量过大时，可导致严重的骨髓抑制。

i. 暂时性喉返神经麻痹：在甲状腺近全切除后作核素消融疗法时产生。

k. 肿瘤转移灶出血，也可造成致命性脑水肿，在脑转移应用核素碘治疗前，应使用肾上腺皮质激素预防。

B. 后期并发症：治疗 3 个月后产生的并发症为后期并发症。

a. 放射性肺炎和肺纤维化：好发于摄碘功能良好的肺广泛转移者，特别是剂量过大时。预防方法有：48h 内的核素碘剂量控制在 80mCi 内；治疗前应用肾上腺皮质激素。

b. 持久性骨髓抑制：极少见。仅发生于骨转移应用的核素碘剂量过大时。

c. 白血病：少见，发生率<2%，尤在 50 岁以上的老人中发生。最佳预防方法是延长核素碘的治疗期达 6～12 个月。

d. 精（卵）子减少或无功能症：好发于 20 岁以下患者，长期随访可发现 12%不育。因此建议应在治疗后 6 个月才妊娠。

f. 膀胱癌：极少发生，超大剂量（>800mCi）。

g. 分化型甲状腺癌转化为未分化癌：大多数认为系癌肿本身转化，并非核素碘所致。

（3）放射治疗：放射治疗（即外照射治疗）对控制甲状腺癌的残留病灶及某些转移灶有一定疗效，特别是对一些不摄取核素碘的病灶，如梭形细胞及巨细胞癌更是理想治疗方法，可与核素碘治疗联合应用，可采用放射线治疗，亦可用外放射治疗。

①指征：放射治疗的最佳指征是经过手术但残留了不少碘的病灶，但对完全不能手术切除的病灶疗效较差。

以下情况是放射治疗的常用指征：A.不摄取核素碘的颈中部，不论病灶是否摄碘，均以放射治疗的疗效较好；E.脑转移及其他疗法无效的肝转移病灶；F.为减轻软组织压迫所致致命症状者，如上腔静脉受压综合征；G.对某些巨大甲状腺癌为增加切除率及提高疗效的某些术前治疗；H.作为贯续或联合化学疗法的一部分，如甲状腺淋巴瘤，特别是甲状腺未分化癌。

②治疗剂量及疗程：对甲状腺淋巴瘤的放射剂量为4～5周内45Gy，对其他甲状腺癌的治疗剂量均较大，多在7.5周内应用70Gy以上。

③疗效：放射治疗的疗效与病理类型有关。

A.分化型甲状腺癌：DTC的预后较好，Mayo医院报道在确诊时无远处转移，25年生存率达94.5%；而197例滤泡状癌为75.2%，这类病人术后无须放射治疗。

因DTC通常能摄碘，故放射治疗的指征仅为不能摄碘的复发转移，放射治疗不应在核素治疗前进行，因为这样将有损核素碘的疗效。

Farahati报道Ⅳ期的DTC99例，在甲状腺全切除后经核素碘消融，并用TSH抑制疗法后再作放射治疗，包括甲状腺，照射剂量为每次1.8～2.0Gy，7～8周内总量达65～70Gy，但对无淋巴转移者无效(P=0.27)，区域性或远处转移率(P=0.0003)，肿块显著缩小或消失，生存期达25年。

Tubiana报道放射治疗97例DTC术中残留病灶，15年及25年生存率分别达57%及40%，而对照组15年生存率仅39%;15年局部复发率明显下降（11% vs 23%），但15年生存率相差甚远（7% vs 39%），表明放射治疗尚有一定疗效。

B.髓样癌：局部放射治疗对髓样癌的疗效尚有争议，10年局部无复发的无瘤生存率达86.5%，仅对有骨，放射治疗较好，能延长75%病人的生存期，5例肿块缩小>50%，一例获完全缓解，生存期达6年，另一例生存4年，5例3年后死亡。放射治疗对骨转移所致的疼痛及区域转移所致的症状有一定的缓解作用。

C.未分化癌：甲状腺未分化癌的预后极差，1年生存率仅0～20%，单独放射治疗的疗效也不满意，中位生存期约3～7个月，部分病例甚至在6周内应用60Gy仍无效，1年生存率仅6%，以维持治疗期间的气道通畅，有生存期延长数年的报道，但治疗的并发症甚多，而且能手术切除，特别是未侵及甲状腺包膜者，能明显延长生存期，对局限于腺体内的未分化癌仍以手术为主，放射作为辅助治疗，不延长生存期。

D.原发性甲状腺淋巴瘤：原发性甲状腺淋巴瘤较少见，仅占甲状腺肿瘤的4%～8%，占淋巴瘤的1.3%，几乎均为B细胞淋巴瘤，常伴慢性淋巴性甲状腺炎，早期患者术后宜辅以放射治疗，在4～5周内总剂量40～50Gy，可控制局部病灶，疗效良好，应联合化学治疗，以增强局部疗效及预防远处转移。

Mayo医院以40Gy作颈部或加作纵隔放射治疗者，5年无病生存率达57%，且与病灶残留量有关，5年生存率为59%，其中局限于腺体内达75%～85%，低度恶性者可达90%，侵犯到腺外者仅35%～59%。

（4）化学治疗：甲状腺癌对化学治疗的敏感性及疗效不及核素碘及放射治疗，大多只能起局部缓解作用，单药治疗的疗效更差，特别是对核素碘及放射治疗不敏感者，可用于甲状腺癌综合性姑息治疗。对晚期甲状腺癌或未分化癌可试用环磷酰胺。

毛霉素（manumycin）为法尼基（famesyl）-蛋白转移酶抑制药，常单独或与其他药物（如paclitaxel）联合用于治疗未分化性甲状腺癌。

近年来开始试用的单克隆抗体靶向治疗（targeted therapy of monoclonal antibodies）可能是治疗甲状腺癌（主要是髓样癌）的一种新途径（如抗CEA放射标记的抗体）。

有人试用生长抑素类似物和干扰素治疗甲状腺髓样癌，有一定疗效，化疗药物与免疫调节药合用，可提高机体免疫力，加强抗癌效果。

①分化型甲状腺癌的化学治疗：对核素碘及放射治疗不敏感，或有手术反指征的进展期DTC，特别是伴肺，化学治疗有一定疗效，治疗伴心力衰竭，有效率为17%，但无1例显效，有效率达26%，其中11.6%获显效，2年以上生存率达10%，5%患者停药后仍存活。

Burgess等（1978）单用多柔比星（阿霉素）治疗甲状腺癌53例，2/3有效，肿块稳定或缩小，生存期延长，尤以分化型及髓样癌较敏感，未分化癌的疗效较差，中位有效期8个月，生存期为17个月，避免产生严重并发症。

②髓样癌的化学治疗：大多数甲状腺髓样癌的预后较好，但约有20%病人进展迅速，出现远处转移，预后欠佳，即APUD（amine precursor uptake and decarboxy）肿瘤，如多柔比星（阿霉素），特别是多柔比星（阿霉素），疗效可达15%～30%，单药治疗的疗效不及联合用药，而且慢。

Wu用长春新碱（1.4mg/m^2），qd×2静脉滴注，每3～4周一疗程）治疗伴肺，4例有效，其中2例血清降钙素及肿块均见明显下降及缩小，持续达14～19个月，有效率57%，其中28%显效，仅有轻到中度的消化道症状，少数（2/7）中度血象减少。

Petursson治疗1例20岁髓样癌伴肺，用链佐星（链佐星），先以链佐星（链佐星）(500mg/m^2)qd×5，多柔比星（阿霉素）(60mg/m^2)每3周静脉注射，每6周疗程，待肺部转移控制后，改用达卡巴嗪（达卡巴嗪）250mg/m^2）和氟尿嘧啶（5-Fu） (450mg/m^2)qd×5，以后再用75%量，每4周一疗程，结果肿块缩小，持续达10个月，治疗后21个月最终因肺部病灶复发而死亡。

③甲状腺未分化癌的化学治疗：甲状腺未分化癌的预后极差，虽对化学治疗的疗效较差，但仍有一定的反应，反应率达33%，而单用多柔比星（阿霉素）的反应率仅5%，平均年龄68岁，2例生存超过两年（28，因此，对治疗方法匮

乏的进展期未分化癌，在放射治疗无效或不宜应用时，化学治疗不愧为可能有效的方法。

④原发性甲状腺淋巴瘤的化学治疗：原发性甲状腺淋巴瘤的化学治疗与淋巴瘤相似，8 年生存率达 100%。

（5）髓样癌的生物制剂疗法：甲状腺髓样癌由滤泡旁细胞发展而来，属神经内分泌肿瘤，CEA）外，尚分泌其他肽类物质，如血清素，P 物质等，导致髓样癌特有的某些临床症状，应用对抗这些肽类的生物制剂进行治疗，有对症治疗的作用。

生长抑素（Somatostatin）是具有抑制肿瘤细胞中几种生长因子及激素的分泌，而且 50%的髓样癌有生长抑素受体，生长抑素可使因这些激素造成的症状，如腹泻，生长抑素使肿瘤缩小的可能性较小，亦有报道称，生长抑素能使肿瘤稳定数月，IFN）对已有转移的 APUD 肿瘤也有某些疗效，可阻断肿瘤细胞在 G0-G1 期的分裂，并可激活免疫调节系统，干扰素（rIFN-α-2A）在治疗神经内分泌肿瘤时，主要症状的改善率达 64%。

①生长抑素：自然生长抑素的半衰期仅 3min，疗效短暂，必须持续不间断地用药，才能保持有效的血药浓度，因此临床上难以推广。

②生长抑素衍生物：目前常用的生长抑素衍生物有奥曲肽（Octreotide），它们的半衰期明显延长，已应用于临床。

生长抑素衍生物抑制肿瘤生长的机制是：A. 抑制促进肿瘤生长的介质；B. 抑制肿瘤的血管生长；C. 调节免疫活性；D. 通过肿瘤细胞的生长抑素受体，阻止肿瘤细胞的有丝分裂。

八肽奥曲肽可改善甲状腺髓样癌的症状，并降低血清降钙素及 CEA，但抗肿瘤的疗效较差，腹泻，且所有病例的血清降钙素均下降，奥曲肽只能改善虚弱，血清降钙素仅 4 例下降，只有 1 例具有抗肿瘤效果，单独应用八肽奥曲肽的疗效并不十分满意。

③奥曲肽与干扰素联合应用：Joensuu（1992）联合应用奥曲肽和干扰素（重组干扰素α-2b）治疗终末期转移性类癌，发现血清肿瘤标记物的水平下降，甚至正常，提示在治疗其他神经内分泌肿瘤时也可能有效，8例散发性甲状腺髓样癌有已不能切除的转移灶纵隔，并经111In-DTPA证实有生长抑素受体，300μg/d再皮下注射6个月，干扰素（r-IFN-α-2b）500万U/d，肌内注射，每周3次，共12个月，其中有5例的潮红，6例的血清降钙素及CEA下降，为原来的32%～88%，提示肿瘤被抑制，但转移灶并未缩小，也发现具有稳定病变，降低血清降钙素及CEA的结果，是必须每日注射奥曲肽，费用较高。

④缓释奥曲肽与干扰素联合应用：缓释奥曲肽（Lanreotide）是一种新型的环八肽生长抑素衍生物，与缓释剂螯合后半衰期大大延长，10～14天注射1次即可维持有效的血药浓度，肌内注射缓释奥曲肽30mg/2周，6个月后，改为每10～14天肌内注射缓释奥曲肽30mg，再用6个月，开始用干扰素（r-IFN-α-2b）500万U肌内注射，每周3次，共用缓释奥曲肽12个月，r-IFN-α-2b 11个月，疗效明显，其中2例小转移灶消失，3例肿瘤稳定，而大部分（6/7）症状明显改善。

总之，生长抑素衍生物与干扰素（重组干扰素）联合应用，可缓解肿瘤分泌多肽类激素引起的症状，降低血清肿瘤标记物水平，提示肿瘤抑制，但对肿瘤本身的控制作用仍较为微弱。

（6）经皮乙醇注射治疗：主要用于实性小至中等结节的治疗，在结节内找到血管最丰富的区域后，用21～22号针头注入乙醇。治疗前和治疗后应追踪TSH。此法可有60%左右的治愈率。

乙醇注射主要用于治疗无功能性甲状腺结节，尤其是有转移和局部压迫症状者，不能首选乙醇注射治疗。

（7）对症治疗：甲状腺癌术后出现甲状旁腺功能减退时，可补充钙剂和维生素 D，可服用赛庚啶缓解症状。

（8）甲状腺癌的综合治疗：甲状腺癌的治疗除手术外，有多种非手术疗法，各种疗法的单独使用有局限性，疗效有时不尽如人意，而在某些情况下联合应用，可达到事半功倍的作用，但必须恰当掌握指征，否则会造成事倍功半。

①分化型甲状腺癌的综合治疗：

A. 核素碘消融联合 TSH 抑制疗法：Mazzaferri 等认为，确诊时年龄>40 岁，肿瘤>1.5cm 的 DTC，在较大范围的手术（甲状腺近全切除）后，联合应用核素碘消融残留腺体及 TSH 抑制疗法能有效地提高 30 年生存率及减少复发率，中位随访达 15.7 年，发现术后只用 TSH 抑制疗法的疗效不及核素碘消融治疗，后者的复发率减少 1/3，而术后二者联合应用无 1 例死于甲状腺癌。

由于 TSH 影响核素碘的摄取，以血清 TSH 在 30～50μU/ml 时为核素碘治疗的最佳时机，甲状腺术后 2～3 周内 TSH 明显增高，故应在术后 2～3 周后监测血清 TSH，可作全身小剂量的核素碘（1～5mCi）扫描了解有无摄碘能力，可作抑制疗法，若能摄碘，则可初步了解有无转移，则应用核素碘治疗剂量；若无转移可采用消融剂量作核素碘消融治疗，以了解有无未被小剂量核素碘显示的隐性转移灶，应追加治疗剂量，再用抑制疗法以增强疗效，确定是否再次应用治疗剂量的核素碘 。

B. 核素碘联合放射治疗：主要指征是具有一定摄碘能力但不足够的 DTC，或具有手术反指征，联合放射治疗可提高长年生存率。

Tsang 报道放射治疗手术后镜下残留病灶的乳头状癌 155 例，加用放射治疗较不用放射治疗，能增加 10 年生存率（100% vs 95%）及 10 年无瘤生存率（93% vs 70%），在大体标本残留乳头状癌病灶的 33 例，加用放射治疗后 5 年生存率也达 65%，5 年无瘤生存率为 62%；但无残留病灶者，加用放射治疗并不延长无瘤生存率。

②甲状腺未分化癌的综合治疗：若单独应用手术，明显提高疗效，5 年生存率可达 10%左右。

Kin 以小剂量多柔比星（阿霉素，10mg/m2・w）加放射（1.6Gy ，2 次/d，每周 3 次，共 40 天，总量 57.6 Gy）治疗进展期甲状腺未分化癌 19 例，2 年局部复发率仅 32%，中位生存期达 1 年，用放射治疗，其中 1 例（10%）存活 12 年，用多柔比星（阿霉素）联合术前（30Gy），局部复发率 52%，仅 24%病例死于局部病变，且无转移，联合治疗并无重大并发症，表明放射治疗能延缓局部病灶的过程，联合治疗有效。

③原发性甲状腺淋巴瘤的综合治疗：大多数甲状腺淋巴瘤须作放射加化学的综合治疗，尤其是病变伴有纵隔延伸者，发现远处转移及复发率明显低于单独放射治疗组者，前者 5 年生存率达 100%，无瘤生存率为 72%。

（9）各种甲状腺癌非手术治疗的选择：包括未分化癌在内所有甲状腺癌，在有条件时均应以手术为首选治疗方法，因手术治疗的疗效肯定，且为今后的非手术疗法奠定了基础，非手术疗法是在无手术条件或作为术后辅助治疗时的选择，通常在众多的非手术疗法中依以下次序选择：TSH 抑制疗法。但应根据肿瘤的病理类型最后决定。

低危组 DTC 只要手术范围恰当，术后只需行 5 年 TSH 抑制疗法并定期随访，并辅以核素碘消融治疗，治疗方案应根据肿瘤摄碘情况而定，具有摄碘功能者首选治疗量的核素碘，摄碘功能较差者可选用核素碘与放射联合治疗，无摄碘功能者单独应用放射治疗，其间仍应坚持 TSH 抑制疗法。

低分化甲状腺癌，如圆柱细胞癌有时对核素碘也有一定疗效。

甲状腺髓样癌术后只有血清降钙素或 CEA 增高，而无临床影像学复发，应首先除外因乳腺癌，可选用核素碘消融疗法，消融后 5～10 天扫描，只有生化复发者的10年生存率仍高达86%，若已有临床或影像学的复发，而不能再手术时，可采用放射治疗，化学治疗也可能有效，可选用生物疗法，特别是联合应用生长抑素衍生物及干扰素（r-IFN-α-2b），具有减轻及缓和症状作用，只有淋巴转移者的5年生存率也有94.5%，明显高于淋巴外转移（41%）。

未分化癌若病变局限在腺内，仍以手术为主，术后辅以放射治疗，放射及化学联合治疗不失为可行的方法。

甲状腺淋巴瘤过去以广泛切除为主，但近来认为，大多数病例已同时伴有其他部位的淋巴瘤，因此仅对局限于甲状腺的淋巴瘤行手术切除，手术只起诊断性作用，须在减负手术后加作放射与化学联合治疗 。

Mayo医院对DTC均作甲状腺近全切除术，术后根据MACIS积分，决定不同的术后处理方案，以减少术后复发率及提高长期生存率，并以最佳的经济效价比达到合适的治疗目的，既不治疗过分，也不治疗不足。

他们将MACIS积分<6.0的乳头状癌作为低危组，只应用抑制疗法到TSH正常低值即可，极少需要其他辅助治疗，只需进行物理学检查。

对于MACIS积分在6.0～6.99的乳头状瘤伴包膜浸润的滤泡状癌，纳入中危组，须积极处理，但与癌肿有关的死亡率并不高，术后应作核素碘的消融治疗（131I 30～75mCi），并作抑制疗法，只需使TSH刚低于正常值，手术6～12周后，作重组人类TSH（rhTSH）刺激后的核素扫描，术后3～6个月做B超，以后每年1次，至少维持5年，并在刺激试验后测血清TG，即在停服甲状腺素时全身核素扫描前服用测血清TG。

2.手术治疗

甲状腺癌一经诊断或高度怀疑甲状腺患者，一般均需尽早手术治疗，可使手术操作更容易，同时也可抑制癌细胞扩散的作用，以进一步明确病变性质及决定手术方式，有学者主张对非多中心的，有利于降低术后复发率及复发的病死率，如颈部淋巴结受累，应行颈部淋巴结清除术，同时也可确定远处的转移灶。

（1）手术原则：外科手术切除原发灶和转移灶，是甲状腺癌手术的基本原则，一般标准术式是甲状腺近全切（near-total thyroidectomy），仅遗留 2～4g 上叶组织，并清扫全部可疑淋巴结，术后不必行局部放疗，但对肿瘤大于 1cm 直径的“低危复发”病人和所有“高危复发”病人，在术后必须进行放疗，或给予治疗量的放射性碘，应行外放射治疗。

①乳头状腺癌：

A. 甲状腺切除范围：一种意见主张作甲状腺全切除术，不作甲状腺全切除术，往往遗留病灶，日后造成复发。b. 残留的恶性程度低的乳头状腺癌能转化为恶性程度高的未分化癌。全甲状腺切除可预防此种转化。c. 全甲状腺切除为远处转移癌作放射性碘治疗打下了基础。

有些人不主张作全甲状腺切除，其依据是：a. 全甲状腺切除将造成永久性甲状腺功能减退或甲状旁腺功能低下，有些患者即便对侧存在一些癌细胞，未必会有临床表现，术后行内分泌治疗可以控制复发和转移。

故此应根据具体的情况，区别对待。

癌肿局限于一侧腺体，肿瘤的局部切除术范围是不够的，此术式不能保证完全切除原发癌，行此术后再行患侧甲状腺腺叶的切除术，标本病理检查 20%～60%仍可查见残余癌。

国外有不少学者主张局限于一侧腺叶内的癌，行全或近全甲状腺切除术，平均 66%采用近全甲状腺切除术，22%行全甲状腺切除术，8%行两侧次全切除术，仅 4%行患侧叶切除术，双侧甲状腺应视为一个整体，应予全部切除，患单侧甲状腺癌的患者，80%～87.5%在对侧腺体内可查见多癌灶，10%～24%对侧腺体出现复发癌，而全甲状腺切除后，仅 2%对侧复发，有利于日后 131I 检测及治疗甲状腺以外部位的转移灶，注意保留甲状旁腺或对侧甲状腺后包膜，可使永久性甲状旁腺功能低下并发症减少到 2%～5%。

近年有些人主张根据患者或病变的具体情况作重点选择。

Block 认为全或近全甲状腺切除的适应证为：a. 组织学证实为多癌灶，尤其>2.5cm 的癌，并注意保留甲状旁腺及喉返神经；对低危组，即男<40 岁，女<50 岁者，或对微小癌则均行腺叶切除术，因全甲状腺切除便于解剖甲状腺周围组织及做到彻底切除，并有利于清楚解剖甲状腺后被膜，以保存甲状旁腺。

当单侧甲状腺乳头状腺癌，临床上尚未证实有多灶癌存在时，目前多数人主张行患侧腺叶合并峡部切除术，但临床观察，一侧腺叶切除后，在随诊期间对侧腺体出现癌者并不多见，但原发灶以外的多发灶大多处于隐性状态，可以允许观察，再次手术一般并不影响彻底切除，也不影响预后，在甲状腺癌中占有一定的比例，并无必要进行全甲状腺切除，其远期疗效并无统计学差异，并发甲状旁腺功能不足者约占 1/3，即使经仔细解剖可将并发症降低到 3%，也必将带来患者永久性的痛苦，仍须力求避免发生。

对侧腺体受累或有多发癌灶，此种多属施行全或近全甲状腺切除的适应症，采取保留一侧甲状腺的上或下极少许腺体。

当癌位于峡部时，应将峡部连同两腺叶的大部整块切除。

当癌肿累及腺叶外组织时，多数并非手术禁忌证，不可轻易放弃手术治疗，如能将局部肿瘤与受累组织一并彻底切除，一些患者仍有可能获得长期生存，多数可以从气管锐性分离，若已侵犯气管浅层，可切除部分气管软骨与肿瘤组织；如已侵犯气管全层，则需切除受累的全层气管壁，缺损难以修复时，可开放造口，则须作全喉切除术，可切除受累的肌层或全层，并修复食管，如难以全部切除时，可残留少量的癌组织于动脉壁，术后再行二期处理，由于以上情况切除大部瘤体后，局部残留有量不等的癌组织，经 10 年以上观察，其中 65.3%

生存，无明显不适，争取切除可能切除的癌组织，不要轻易放弃手术，可行全甲状腺切除术，为术后放射性碘治疗打下基础。

B.颈淋巴结转移癌的外科治疗：由于乳头状腺癌其组织学形态和生物学表现不一致，在是否行预防性颈淋巴结清扫术方面，各家学者也有意见分歧，而且颈淋巴转移阳性率高，即便临床上摸不到受累的淋巴结，但在切除的标本中，颈淋巴结的阳性率仍达61.2%～68.7%，而且颈清扫术可以提高生存率，也主张行预防性颈清扫术，恶性程度低，生长缓慢，预后相对良好，主要为淋巴转移，过早地清除颈淋巴结反而破坏了防止肿瘤扩散的第一道防线，即切除原发肿瘤，仅在临床上出现淋巴结转移时，才行颈清扫术，本病发生颈淋巴结转移并不影响预后，日后颈淋巴结转移仅为7%～15%，对预后并无明显影响。

近年多数人主张根据原发癌侵犯情况来决定是否施行此手术，术中探查气管旁及颈内静脉中段肿大淋巴结，证实为转移癌者，行选择性颈清术。Cady主张在原发癌侵及甲状腺外组织时行颈清术。

根据原发癌的侵犯程度而选择适当的术式，是近年来本病的发展趋势，应剖检大体标本，检查包膜是否完整，如具完整包膜（包膜内型），无需预防性清扫术，无复发及转移，或镜下发现浸出肿瘤包膜，无论腺内型或腺外型，首选功能性颈清扫术。

作者认为对临床上颈淋巴结阳性，而且原发灶可以切除，一般均主张行甲状腺原发与转移癌联合根治切除术，即使未触及原发灶，亦应施行同侧联合根治术，颈清扫术后少见复发，且患者常为青年女性，为减少破坏以保存功能及外形完整，除广泛转移侵犯周围组织外，近年已很少采用传统的颈淋巴结清扫术，而逐渐应用具有优点较多的改良式甲状腺癌根治术，上臂抬举功能完好，颈部无明显变形，远期疗效与传统的颈清扫术相比，并无明显差异。

②滤泡状腺癌：原发灶的治疗原则基本上同乳头状腺癌，而很少经淋巴转

移，往往已有血行转移，一般不作颈清术，则应行全甲状腺切除加颈清扫术，可应用放射碘治疗，但应在甲状腺全切除后进行，才能吸收放射碘。

③髓样癌：单纯髓样癌手术原则基本上同分化型甲状腺癌，在甲状腺手术前，要先处理嗜铬细胞瘤，否则，在颈部手术时可激发致死性高血压。

④未分化癌：高度恶性，生长快，存活期短，且局限在腺体内可手术切除，手术已有困难，一般只作姑息性峡部切断，以解除压迫症状。

（2）术前准备：

①身体状况的准备：调整病人身体至最理想的状态，保持生命体征的正常，应控制血糖至正常水平才施以手术。病人的心。

②对甲状腺癌可能侵及的部位进行认真检查，检查气管是否受压及受压程度，纵隔有无钙化淋巴结及肺转移，以明确是否存在继发性食管癌，了解声带活动情况，以判定喉返神经受侵情况等，应作基础代谢率检查，并于术前作相应处理。

③甲状腺的准备：对腺体较大而且较软的病例，可于术前给病人口服碘/碘化钾（复方碘溶液），目的是减少甲状腺的血流量，减少甲状腺的充血，使甲状腺变小变硬，减少术中出血，3 次/d，持续 1 周。

④手术前 30min，给予一次足够量的抗生素，预防感染，面部下方。

（3）麻醉、体位与切口：

①麻醉方式：根据手术方式采取颈神经丛阻滞麻醉，或气管内麻醉，或静脉复合麻醉。

②手术体位：病人取仰卧位，手术台头侧稍微抬高（约 15°），以降低头颈部血压，尤其是降低静脉压，以减少术中出血，使头部后仰，颈部呈过伸位，最好能使颏部与肩部处于同一水平面上，使病人颈部进一步过伸，以保证术中满意的显露。

③甲状腺叶切除术，切口宜在胸锁关节上方约2cm处，按皮纹走行方向作弧形切口，可清除淋巴结的区域和范围作用“X”形切口，或“L”形切口。

（4）手术方法：

①甲状腺叶次全切除术

A.显露甲状腺：切开皮肤，在颈中线处切开颈白线显露甲状腺，通过颈中正中线切口将颈前肌群向左右拉开的方法，往往不能提供充分的显露，必须切开甲状腺前肌群（胸骨舌骨肌和胸骨甲状肌）。

切开甲状腺前肌群的操作方法：切开颈阔肌后，充分游离切口上，将切口上下皮瓣拉开，显露清楚两侧胸锁乳突肌前缘，用止血钳或手术刀柄插入胸锁乳突肌下方，在胸锁乳突肌前缘与胸骨舌骨肌之间剥离，形成一明显的分离间隙，上自甲状软骨下缘，下至胸锁关节水平，于两镊子中间将被提起的组织切开，这样不仅不易伤及甲状腺，而且可因切口位于颈白线上而出血很少。

用止血钳在切口内提起覆盖在甲状腺上的疏松筋膜，并将其剪开，找到并形成明显的分层间隙，保证愈合后肌肉功能，应选择在欲切断的肌肉群（胸骨舌骨肌与胸骨甲状肌）的上1/3处横行切断，在手指前放置一把大止血钳，注意切勿夹到颈动脉鞘上，自血管钳的顶端分别向上，以方便牵开切断的肌肉，甲状腺可良好地显露出来。

B.切除甲状腺：

a.囊内法：切开甲状腺假被膜（外科囊），紧贴甲状腺腺体表面（即真被膜，也称纤维膜），分别结扎，然后切除甲状腺，有保证喉上神经外支和喉返神经不受损伤的优点，有可能损伤其他组织（包括甲状旁腺及喉返神经）。

b.囊外法：不切开甲状腺的假被膜（外科囊），在甲状腺前肌群的下方直接显露甲状腺侧叶上极及甲状腺外侧间隙，在甲状腺外侧结扎，继而切除甲状腺，虽有结扎血管的彻底性，但也存在病人术后甲状旁腺因供血不足而引起甲状旁腺功能低下的可能；虽然不涉及喉返神经，但在结扎甲状腺上动，在切除大部分甲状腺腺体及缝合残余甲状腺时也存在与囊内法同样的损伤可能，切除甲状腺均应显露喉返神经，在气管食管沟附近显露喉返神经，明确甲状腺下动脉的主干及其分支与喉返神经的关系后，在直视下结扎，显然能保证残余甲状腺（甲状旁腺）的供血；而且消除了切除大部分甲状腺腺体及缝合残余甲状腺时可能伤及喉返神经的危险，也可能会增加损伤喉返神经的机会，应仅在甲状腺侧叶下极处显露一小段喉返神经，不宜全程解剖。

d.囊内，结扎，采用囊内法；游离甲状腺下极，结扎。

C.甲状腺 kf 次全切除的程序

a.自甲状腺上极游离法：甲状腺上极血管结扎，用丝线或血管钳在甲状腺上极向下，尽量提起甲状腺上极，从此口伸进止血钳，在外科囊内以钝性剥离法将甲状腺自喉头部推开 ，食指伸至甲状腺上极血管后方抵住甲状腺外侧缘，在靠近甲状腺腺体处用止血钳作血管与甲状腺的钝性分离，结扎，不可连带任何其他组织，术者可根据是否在上极保留一些甲状腺组织而决定切除结扎甲状腺上血管的主干或分支，不必分开，可一并结扎，止血钳可置于甲状腺上端或夹在甲状腺上极（约在上极顶端向下 1cm 处）的腺体实质内。

甲状腺中静脉结扎，顺势剥离甲状腺的外侧，将腺体轻轻向上，显露甲状腺中静脉并将其结扎，否则可能将甲状腺中静脉拉成细线样而不易辨认，结扎，一定要将甲状腺外侧面游离清楚，在紧靠腺体处操作，否则可能引起下步操作中的出血。

甲状腺下极血管的处理：向上，以提起甲状腺下极，用小止血钳或手指在假被膜外显露甲状腺下极后方，其下面便是气管，在双重结扎，应注意不要损伤气管，并由此进入甲状腺峡部下面，可用钝头止血钳小心将其与气管分开，按常规结扎，喉返神经在创口内的位置较通常高得多，因此，在广泛切除甲状腺组织前，应注意辨认清楚喉返神经行程及其与甲状腺下动脉（主干及分支）的位置关系，然后再结扎切断甲状腺下动脉分支。

切断峡部：将甲状腺向外牵拉，从气管方游离甲状腺峡部并切断，应一并将其切除，由内向外游离甲状腺不可太深，一般游离到气管外侧即可，因喉返神经就在其深部的气管食管旁沟上行。

甲状腺叶切除：确定切除甲状腺的范围，要根据病人年龄及疾病性质等因素决定甲状腺腺体残留量，楔形切除（呈凹陷形）后的残留量约拇指头大为标准 ，即约为前者的 1.5～2 倍量，老年人（甲状腺滤泡退化），其残留量也要相对多一些。

在看清楚气管的情况下，于创口内提起甲状腺，在设定的切除线上，深入腺体实质置一排蚊式止血钳，沿止血钳上方，朝向甲状腺峡部断端下缘切开甲状腺腺体，在保证保存甲状旁腺和确保喉返神经的前提下，呈楔形切除甲状腺一侧叶的大部腺体，将保留的甲状腺组织与甲状腺后侧被膜缝合起来，其后方应有保存下来的甲状旁腺和受到很好保护的喉返神经，可以同样方法次全切除另一侧甲状腺。

b. 自甲状腺外侧开始游离法：甲状腺中静脉结扎切断：自甲状腺外侧钝性游离 ，靠近甲状腺结扎。

甲状腺下动静脉结扎切断：顺势游离甲状腺下极，轻轻将甲状腺向内，显露甲状腺下静脉，将其在远离甲状腺处结扎，可于甲状腺侧叶后缘中点或侧叶缘稍下方找到甲状腺下动脉，甲状腺下动脉在被发现处，分两支穿入甲状腺筋膜鞘，与在该处通过的喉返神经之间的相互关系有很多变化，在与甲状腺下动脉（分支）相互位置关系变化中，56.3%的右侧喉返神经和 33.9%左侧喉返神经被列为手术中易受损伤的“危险型”关系，即喉返神经穿过甲状腺下动脉主干或分支之间，或喉返神经在喉外出现分支，甲状腺下动脉在其分支间通过，被夹锁在甲状腺下动脉之间的喉返神经也将被随之拉动，如恰恰在该处进行锐性游离或切割甲状腺，往往会造成喉返神经的损伤，一定要仔细探查清楚甲状腺下动脉与喉返神经的关系，在确保喉返神经万无一失的情况下，再结扎。

甲状腺上极血管处理：放松已游离的甲状腺下极，沿甲状腺外侧向上游离，轻轻向下方牵拉甲状腺上极，仔细显露甲状腺上动，喉上神经外支与甲状腺上动脉多数相伴下行，几乎在快要到达甲状腺腺叶时候上神经外支才弯向内侧，经甲状腺悬韧带进入环甲肌，喉上神经外支较为纤细，不注意观察很难发现，要求术者在处理甲状腺上动，不要随便钳夹甲状腺上极血管周围组织，尤其是甲状腺上动脉内侧的组织（喉上神经外支多位于甲状腺内侧走行），应注意发现喉上神经外支，分两次结扎甲状腺上级的动。

切断峡部：将游离之甲状腺腺叶向外牵引，游离甲状腺峡部，在气管和甲状腺后壁之间边分离边前进插入血管钳 ，然后在欲切断处的两边各从上，在其之间切断整个峡部，应将其一并切除，往往是进入锥状叶的血管被切断所致，应妥善结扎处理，提起切断的甲状腺峡部，在气管和甲状腺后壁之间稍作分离至气管侧缘。

关闭切口缝合颈前肌群以前，取出垫在肩胛下的软枕，使颈前区组织松弛，查无出血后，置放引流，逐层关闭切口。

②甲状腺叶全切除术：主要用于甲状腺乳头状癌病灶局限于一侧叶，无淋巴结转移，或甲状腺乳头状微小癌的手术。

A. 切口，向下游离到胸锁关节水平，应注意避免损伤连接两侧颈前静脉的颈静脉弓，必须在此交通弓下方贯穿结扎，以防发生空气栓塞 ，用两把止血钳提起覆盖在甲状腺上的疏松筋膜，用刀切开，其下方便是甲状腺外科囊（假包膜）与甲状腺纤维囊（真包膜）之间的间隙，将欲切除的甲状腺完全显露出来。

B. 甲状腺血管的处理：同甲状腺叶次全切除术。

C.切除峡部。

D.切除甲状腺叶：将游离的甲状腺一侧腺叶再翻向内侧，从后面逐渐向靠近气管方向剥离，将甲状腺一侧腺叶完整地切除 ，如不慎刺进气管筋膜，将增加病人术后的不适，如粗暴地撕破纤薄的气管黏膜，术后病人可感觉异常疼痛及发生气管炎。

如甲状腺癌与颈前肌群粘连或浸润颈前肌群，应切除颈前肌群，应常规探查双侧的胸锁乳突肌内及后方淋巴结有无肿大，如证实为转移癌，应行颈淋巴结清扫术。

3、中医治疗

（1）药物治疗

1）肝郁痰凝型。

主证：情志抑郁，咽部作弊，颈前瘿肿，质柔如胶，光滑圆润，随吞咽上下，胸闷胁胀，舌苔薄白或白腻，舌质淡红，脉弦细滑。治法：理气消瘿，化痰散结。

方药：瘿瘤散结汤。香附10g，郁金10g，青皮10g，三棱10g，莪术10g，山慈姑15g，白芥子10g，全瓜篓15g，海蛤壳30g，生牡蛎30g，八月札20g，白花蛇舌草20g。

甲状腺肿块质地较硬，病程较长者，加桃仁、鬼剪羽、石见穿、山甲片、乳香、没药等，或加乌贼骨、煅瓦楞等；大便燥结能行者，可重用瓜蒌；或加用生大黄；年老体弱或服药后出现神倦乏力，面色少华等虚弱症状者，加炙黄芪、党参、当归、黄精等；妇女在经期，去三棱、莪术，改用丹参、赤芍。

分析：方中香附、郁金、青皮舒理郁结之肝气，以除其因；三棱、莪术、软坚消结、山慈姑、生牡蛎是消瘿之要药，再辅以海蛤壳、白花蛇舌草消症抗癌，皆为销蚀甲状腺肿瘤而为之，再佐以自芥子、全瓜蒌化痰，散结，加之八月札既能疏肝理气，又能消瘤化结，故全方既舒理肝气，化痰散结以解其郁又能消瘿抗癌，故药后不仅可使肿瘤缩小，甚至使肿块消失而除病。

2）痰瘀交阻型。

主证：颈部瘿肿，质中偏硬，呈圆或椭圆形，边界尚清，可随吞咽上下，伴有咽部不适，胸闷气憋，或有月经不调，苔薄腻，舌质偏暗，脉弦细涩。

治法：化痰软坚，活血散结。

方药：海藻玉壶汤

海藻10g，昆布10g，陈皮10g，法夏10g，贝母10g，连翘15g，当归10g，川芎10g，茯苓12g，香附10g，郁金15g，穿山甲（先煎））15g，土贝母12g，重楼15g，石见穿15g，天南星10g。

郁久化火，烦热，舌红者，加丹皮10g，栀子10g，夏枯草15g；神疲乏力，便溏者，加白术10g，山药15g。

分析：方中海藻、昆布为含碘消瘿之主药，陈皮、法夏、茯苓、贝母、南星化痰敛结，当归、川芎活血通脉，辅以香附、郁金理气，连翘、重楼清解，共奏化痰活血消瘿散结之功，再加上穿山甲、土贝母、石见穿，消瘤破症，更助上药消除肿瘤之功。

3）血瘀石瘿型。

主证：颈前瘿病，质硬如石，难以推移，或见颔下瘰疬，咽喉梗死，吞咽不畅，甚则声音嘶哑，形瘦清癯，面黯不泽，苔薄或少，舌色紫黯，可见瘀斑，舌下青筋暴露，脉沉细涩。

治法：活血化瘀，散结消症。

方药：消瘿汤

昆布、黄药子、海藻备15g，土贝母12g，妙山甲、乌蛇、重楼备10g，生牡蛎、忍冬藤30g。

痰甚者加南星、瓜蒌；气郁甚者加香附；血瘀甚者加蜈蚣、蟅虫；热毒甚者加山豆根。

分析：本方是针对甲状腺肿瘤所设，昆布、海藻、黄药子、生牡蛎均为主药，以消瘿散症，土贝母、穿山甲软坚消瘤为辅，再加乌梢蛇、重楼，通脉消肿，活血散瘀，更加强诸药消瘿之功，至于方剂中纳入忍冬藤一味，可通络止痛，为缓解甲状腺癌之疼痛而设。本方为基本方，临床为辨证施治，随其气郁、血瘀、痰凝而另加佐使之品以相辅相成。

4）阴虚火郁型。

主证：颈前瘿肿，扪之质硬，心悸烦躁，面部烘热，咽干口苦，手颤失眠，舌苔薄黄，或苔少舌红，脉弦细数。　　治法：养阴清热，化痰软坚。

方药：清心软坚方

夏枯草 20g，北沙参 20g，白芍 20g，生地 20g，天冬 20g，麦冬 20g，川贝 10g，石斛 20g，海藻 20g，昆布 15g，黄药子 10g，僵蚕 20g，地龙 30g，银花 20g，酸枣仁 20g，夜交藤 30g。

口干口渴，苔少加玉竹、芦根；心悸不宁加五味子、莲芯；食欲缺乏便溏加白术，茯苓、砂仁；神疲力乏加党参、黄芪。分析：本方以夏枯草，黄药子，海藻，昆布消瘿软坚以治其本，用沙参、白芍、生地、天冬、麦冬清热滋阴以消其症，更以僵蚕、地龙软坚消散，贝母化痰，银花清热利咽为辅，纳酸枣仁、夜交藤以宁心安神，既针对其病，又兼顾其证，也可适用于甲状腺癌放、化疗后出现阴虚烦热之症。

（2）针灸治疗

1）体针。

局部取穴：以左手拇、食指固定肿物，在结节周边将针刺入皮下，然后针尖向内斜，一直刺到结节的基底部。根据结节大小，共刺 6～8 针。另在结节皮肤正中，将一枚针直刺到结节的基底部。注意勿刺伤喉返神经。邻近和远距离取穴：天柱 3L10、大杼 BL11、内关 PC8、曲骨 RN2 穴。

2）扬刺法。

取穴：足阳明经之人迎 ST9、气舍 ST11、水突 ST10 部位，瘿瘤顶部中心及四周。

于人迎、气舍、水突及瘿瘤顶部中心，垂直刺入毫针各一支，再于瘿瘤四周取 45 度向心刺入毫针一支，深度以达瘿瘤中心为度，不可刺穿对侧囊壁。留针 15～20 分钟，每 3 日针 1 次，10 次为 1 疗程。

3）耳穴压丸。

取穴：神门、肝、脾、颈、甲状腺、内分泌、胃。

用探棒在穴区内找到敏感点后，用胶布将王不留行籽贴于敏感点上。嘱患者每日自行揉按 3～4 次，每隔 3～4 天换 1 次，两耳轮流换贴，10 次为 1 疗程。

4）耳针。

取穴：神门、皮质下、肺、咽喉、颈 6 用耳针在上述穴位轻刺，每日一次，5 天为 1 疗程。

（3）气功疗法

将身体分成两侧、前面、后面三条线∫自上而下逐次地进行放松。第一条线：头部两侧→颈部两侧→肩部→上臂→肘关节→前臂→腕关节→两手→十个手指。第二条线：面部→颈部→胸部→腹部→两大腿→膝关节→两小腿→两脚→十个脚趾。第三条线：后脑部→后颈→背部→腰部→两大腿后面→两腿弯→两小腿→两脚底。先注意一个部位，然后默念松，同时注意离开这一部位，再默念“松”，从第一条线开始，循序而下，待放完第一条线后，放第二条线，再放第三条线，每放完一条线，在一定部位一“止息点”轻轻地守一下。第一条线的止息点是中指，第二条线的止息点是大脚趾，第三条线的止息点是两脚心，每处约止息 1～2 分钟。当三条线一个循环放完后，再把意念集中在脐部，轻轻地意守，保持安静状态约 3～4 分钟，一般每次练动作 2～3 个循环，安静片刻，然后收功。接着自然呼吸，用右手中指轻轻放在肿瘤部位，每次呼气时，意想手上一股真气把肿瘤消失。反复 10 分钟左右收功。每日早、中、晚各 1 次，每次 30 分钟左右。

（4）药膳疗法

1）夏枯草 60g，瘦猪肉 100g。加水炖服，可加盐等佐料。

2）海带 30g，薏米 30g，鸡蛋 3 只，油、盐、胡椒粉各适量。将海带用清水浸泡洗去咸味，切成条状，薏米淘洗干净，然后一起放入锅内加水同煮至海带、薏米烂透，打入鸡蛋，调以油、盐、胡椒粉即可食用，喝汤吃海带及薏米。

3）蛎肉 210g，海带 50g。将海带用水发胀，洗净，切细线，放水中煮至熟软后再放入牡蛎肉同煮，以食盐、猪脂调味即成。

4）蛤肉带壳 60g，紫菜 30g。煮熟后，吃肉和菜并喝汤。

5）干海鲢鱼 7～8 尾，瘦猪肉 100g。炖食，饮汤食鱼及肉。

6）蛇皮 2g，鸡蛋 1 枚。将蛋破 1 小孔，装入蛇皮末，封口煮食。每次服 1 枚，每日 2 次，连服 60 天。

声明：以上方药请在当地医生指导下进行辨证施治。

第四节　乳腺癌

【概述】

乳腺癌（breast cancer）是女性最常见的恶性肿瘤之一。在我国占全身各种恶性肿瘤的 7%～10%，仅次于宫颈癌，呈逐年上升趋势，部分大城市报道乳腺癌占女性恶性肿瘤之首位。病因尚不清楚，雌酮及雌二醇与乳腺癌的发病有直接关系。20 岁前本病少见，20 岁以后发病率迅速上升，45～50 岁较高，绝经后发病率继续上升。

【体格检查】

1. 乳房肿块　早期多为无痛、单发的小肿块，以乳房外上象限为常见，质硬，表面不光滑，与周围组织分界不清楚，在乳房内不易被推动。随着肿瘤增大，可引起乳房局部隆起。若累及 Cooper 韧带，可使其缩短而致肿瘤表面皮肤凹陷，即所谓“酒窝征”。斑块继续增大，如皮下淋巴管被癌细胞堵塞，引起淋巴回流障碍，出现真皮水肿，皮肤呈“橘皮样”改变。乳腺癌发展至晚期，可侵入胸筋膜、胸肌，以致癌块固定于胸壁而不易推动。如癌细胞侵入大片皮肤，可出现多数小结节，甚至彼此融合。有时皮肤可溃破而形成溃疡，这种溃疡常有恶臭，容易出血。

2. 腋窝淋巴结　乳腺癌淋巴转移最初多见于腋窝。肿大淋巴结质硬、无痛、可被推动；以后数目增多，并融合成团，甚至与皮肤或深部组织黏着。

3. 远处转移　乳腺癌转移至肺、骨、肝脏时，可出现相应的症状。例如肺转移可出现胸痛、气急，骨转移可出现局部疼痛，肝转移可出现肝大、黄疸等。

4. 特殊类型　有两种特殊类型乳腺癌的临床表现与一般乳腺癌不同，即炎性乳腺癌（inflammatory breast carcinoma）和乳头湿疹样乳腺癌（pagets carcinoma of the breast）。炎性乳腺癌并不多见，特点是发展迅速、预后差。局部皮肤可呈炎症样表现，开始时比较局限，不久扩展到乳房大部分皮肤，皮肤发红、水肿、增厚、粗糙、表面温度升高。乳头湿疹样乳腺癌少见，恶性程度低，发展慢。乳头有瘙痒、烧灼感，以后出现乳头变粗糙、糜烂如湿疹样，进而形成溃疡，有时覆盖黄褐色鳞屑样痂皮。部分病例于乳晕区可扪及肿块。较晚发生腋窝淋巴转移。

【辅助检查】

1. 钼靶 X 线摄片　为诊断乳房疾病的重要手段。乳腺癌的表现为边界不规则的肿块影，密度较高，肿块边缘有长短不一的毛刺。病灶内存在钙化点是乳腺癌在 X 线摄片上的另一个特点。

2. B 超检查　是一种辅助诊断方法，乳腺癌在 B 超中可见形态不规则的实质性肿块影，回声多不均匀。当肿瘤周围已有浸润时，肿块周围可见向外延伸的强回声带。

3. 液晶及远红外热像图　乳腺癌血供丰富，肿瘤所在部位的皮肤温度比正常部位要高，液晶及热像图就是利用这一现象来探测肿瘤部位。

4. 穿刺活检　细针穿刺细胞学检查是一种安全、简便、快速而有效的诊断方法。一种主张在做好必要的根治术术前准备后，再行穿刺活检，或穿刺证实为恶性肿瘤后，应尽快行根治性手术。间隔时间应控制一周之内，最多不超过两周。

5. 切除活检或切取活检　是应用最广泛、结果最可靠的诊断方法。对于乳腺内肿块凡考虑为肿瘤病变者则应在有冷冻切片设备及做好根治性手术准备的情况下进行。只有肿瘤巨大或已有周围广泛粘连，甚至破溃者，才用切取活检方法。

【诊断】

1. 诊断思维　要提高乳腺癌的早期检出率，提高患者的生存率。年龄在乳腺癌的诊断中是重要因素，同样大小质地的肿块，在 20 岁和 50 岁可能是两种不同病理结果。

2. 鉴别诊断

（1）纤维腺瘤：常见于青年妇女，肿瘤大多为圆形或椭圆形，边界清楚、活动度大，发展缓慢，一般易于诊断。但 40 岁以后的妇女不要轻易诊断为纤维腺瘤，必须排除恶性肿瘤的可能。

（2）乳腺增生症：多见于中年妇女，特点是乳房胀痛、肿块可呈周期性，与月经期有关。肿块或局部乳腺增厚与周围乳腺组织分界不明显。可观察一至数个月经周期，若月经来潮后肿块缩小、变软，则可继续观察，如无明显消退，可考虑手术切除及活检。

（3）浆细胞性乳腺炎：是乳腺组织的无菌性炎症，炎性细胞中以浆细胞为主。临床上60%呈急性炎症表现，肿块大时皮肤可呈橘皮样改变。40%患者开始即为慢性炎症，表现为乳晕旁肿块，边界不清，可有皮肤粘连和乳头凹陷。

（4）乳腺结核：是由结核分枝杆菌所致乳腺组织的慢性炎症。好发于中、青年女性。症程较长，发展较缓慢。局部表现为乳房内肿块，肿块质硬韧，部分区域可有囊性感。肿块境界有时不清楚，活动度可受限。

【治疗】

一、外科手术治疗

手术治疗仍为乳腺癌的主要治疗手段之一。术式有多种，对其选择尚乏统一意见，总的发展趋势是，尽量减少手术破坏，在设备条件允许下对早期乳腺癌患者尽力保留乳房外形。无论选用何种术式，都必须严格掌握以根治为主，保留功能及外形为辅的原则。

（一）手术适应症 Halsted首创乳癌根治术，因手术合理，疗效明确，近百年来成为人们治疗乳癌所遵循的标准方式。近半个世纪以来，对乳癌术式进行了不少探索性修改，总的趋势不外保守和扩大两方面，至今仍争论不休。乳房局部切除和全乳切除是保守手术的代表性手术。术后需辅以放疗，放射剂量不一，一般为30～70Gy，对严格选择的局限性早期癌，可以收到较好的疗效。但是否作为早期乳癌的常规治疗方法，以及如何准确无误地选择此类早期癌，还难得出结论。

（二）手术禁忌证

1.全身性禁忌证：①肿瘤远处转移者。②年老体弱不能耐受手术者。③一般情况差，呈现恶病质者。④重要脏器功能障碍不能耐受手术者。

2. 局部病灶的禁忌证：Ⅲ期患者出现下列情况之一者：①乳房皮肤橘皮样水肿超过乳房面积的一半；②乳房皮肤出现卫星状；③乳腺癌侵犯胸壁；④临床检查胸骨旁淋巴结肿大且证实为转移；⑤患侧上肢水肿；⑥锁骨上淋巴结病理证实为转移；⑦炎性乳腺癌。有下列五种情况之二者：①肿瘤破溃；②乳房皮肤橘皮样水肿占全乳房面积 1/3 以内；②癌瘤与胸大肌固定；④腋淋巴结最大长径超过 2.5cm;⑤腋淋巴结彼此粘连或与皮肤、深部组织粘连。

（三）手术方式

1. 乳腺癌根治术

2. 乳腺癌扩大根治术

3. 仿根治术（改良根治术）

4. 乳房单纯切除术

5. 小于全乳切除的术式

二、放射治疗

放射治疗是治疗乳腺癌的主要组成部分，是局部治疗手段之一。与手术治疗相比较少受解剖学、病人体质等因素的限制，不过放射治疗效果受着射线的生物学效应的影响。用目前常用的放疗设施较难达到“完全杀灭”肿瘤的目的，效果较手术逊色。因此，目前多数学者不主张对可治愈的乳腺癌行单纯放射治疗。放射治疗多用于综合治疗，包括根治术之前或后做辅助治疗，晚期乳腺癌的姑息性治疗。近 10 余年来，较早的乳腺癌以局部切除为主的综合治疗日益增多，疗效与根治术无明显差异，放射治疗在缩小手术范围中起了重要作用。

三、激素受体测定与内分泌治疗的关系

激素受体测定与乳腺癌的疗效有明确关系：①雌激素受体阳性者应用内分泌治疗的有效 率为 50%～60%，而阴性者有效率低于 10%。同时测定孕酮受体可以更正确地估计内分泌治疗效果，两者皆阳性者有效率可达77%以上。受体的含量与疗效的关系是正相关，含量越高，治疗效果亦越好。②受体阴性的细胞常是分化较差的。受体阴性的病人术后易有复发。不论淋巴结有无转移，受体阴性者预后较阳性者差。阳性者如有复发时常倾向于皮肤，软组织或骨转移，而阴性者则倾向于内脏转移。③激素受体的测定目前已用于制订术后辅助治疗的方案，受体阳性者尤其是绝经后的病例可以应用内分泌治疗作为术后的辅助治疗。而绝经前雌激素受体阴性者则以辅助性化疗为主。

四、内分泌治疗

内分泌治疗乳癌是非治愈性的，但对于激素依赖性乳癌却可受到不同程度的姑息疗效。癌细胞胞浆和胞核内雌激素受体（ER）含量愈多，其激素依赖性也愈强。而且应牢记，闭经前发生的乳癌与闭经后发生的乳癌在治疗上有所不同。

五、化学药物治疗

（一）辅助化疗的原理多数乳腺癌为一全身性疾病已被众多的实验研究和临床观察所证实。当乳腺癌发展到大于1cm，在临床上可触及肿块时，往往已是全身性疾病，可存在远处微小转移灶，只是用目前的检查方法尚不能发现而已。手术治疗的目的在于使原发肿瘤及区域淋巴结得到最大程度的局部控制，减少局部复发，提高生存率。但是肿瘤切除以后，体内仍存在残余的肿瘤细胞。基于乳腺癌在确诊时已是一种全身性疾病的概念，全身化疗的目的就是根除机体内残余的肿瘤细胞以提高外科手术的治愈率。

（二）术前辅助化疗

1.术前化疗的意义

（1）尽早控制微转移灶。

(2)使原发癌及其周围扩散的癌细胞产生突变或部分被杀灭，以减少术后复发及转移。

（3）进展期乳癌以及炎症性乳癌限制了手术治疗的实施。术前化疗可使肿瘤缩小，以便手术切除。

（4）可以根据切除肿瘤标本评价术前化疗效果，作为术后或复发时选择化疗方案的参考。

2. 术前化疗的方法

（1）术前全身化疗：上海医科大学肿瘤医院自 1978 年起对 96 例乳腺癌患者术前口服嘧啶苯胺，每日 15mg，服 1d 停 2d，服用总量为 45mg 后手术。与 94 例对照组相比，Ⅲ期病人的 5 年生存率在用药组为 56.3%，对照组为 39.3%。

（2）术前动脉灌注化疗：有胸内动脉插管及锁骨下动脉插管两种方法。

（三）术后辅助化疗

1. 术后辅助化疗的适应症

（1）腋窝淋巴结阳性的绝经前妇女，不论雌激素受体情况如何，均用已规定的联合化疗，应当作为标准的处理方案。

（2）腋窝淋巴结阳性和雌激素受体阳性的绝经后妇女，应当首选抗雌激素治疗。

（3）腋窝淋巴结阳性而雌激素受体阴性的绝经后妇女，可以考虑化疗，但不作为标准方案推荐。

（4）腋窝淋巴结阴性的绝经前妇女，并不普遍推荐辅助治疗，但对某些高危病人应当考虑辅助化疗。

（5）腋窝淋巴结阴性的绝经后妇女，不论其雌激素受体水平如何，无辅助化疗的适应症，但某些高危病人应考虑辅助化疗。

淋巴结阴性乳腺的高危险复发因素有如下几点：①激素受体（ER，PR）阴性。②肿瘤 S 期细胞百分率高。③异倍体肿瘤。④癌基因 CerbB-2 有过度表达或扩增者。

2. 对辅助化疗的现代观点

（1）辅助化疗宜术后早期应用，争取在术后 2 周应用，最迟不能超过术后一个月，如果待病灶明显后再用，将降低疗效。

（2）辅助化疗中联合化疗比单药化疗的疗效好。

（3）辅助化疗需要达到一定的剂量，达到原计划剂量的 85%时效果较好。

（4）治疗期不宜过长，对乳腺癌术后主张连续 6 疗程的化疗。

（五）中枢神经系统转移的化疗

1. 若无脑水肿，可先用 x 线体层扫描定位，给予放射治疗。有脑水肿的患者，应先用利尿剂甘露醇及大剂量皮质激素控制脑水肿。

2. 病变广泛或无法定位时，可先用易透过血脑屏障的脂溶性化疗药，如 CCNU 口服 100mg 每 3～4 周一次，MECCNu125mg 口服每 4～6 周一次。

（六）癌性胸腔积液的化疗 尽量抽净胸腔积液，再选用下列化疗药注入胸腔：①硝卡芥 40～60mg;②氮芥 10mg;⑦噻替派 30mg;④丝裂霉素 6～8mg;⑤氟尿嘧啶 1ooomg;⑥顺氯铵铂 90～120mg。以上化疗药，除顺氯铵铂为每 3 周注射 1 次（同时全身水化）外，一般每周胸腔内注射 1 次。

六 中医治疗

（1）中医治疗原则：

①以毒攻毒法：历代医学家治疗癌症以攻毒为主，利用其开窍拔毒的功效，逐步消灭残余的癌细胞，但临床上必须慎重掌握，适可而止。

②清热解毒法：在清热解毒药中，有许多中药具有抗癌作用。清热解毒法是治疗恶性肿瘤最常用的法则之一。在中、晚期乳腺癌病人中，一般多伴有毒热内蕴或邪热瘀毒的症状，此时本疗法可与其他方法结合治疗，多获良效。

③活血化瘀法：中医专家认为，肿瘤与瘀血有关，瘀血是乳腺癌的病理病

因之一。活血化瘀药的应用，不但能改善乳腺癌病人的“高凝状态”，使癌细胞处于抗癌药物及病人自身免疫活性细胞抑制之下，而且能降低血小板凝聚，减少肿瘤的转移，有利于癌症的控制和癌灶的清除。

④扶正祛邪法：中医认为，当人体正气亏虚时，邪气才能所凑，即致病因子得以发挥作用，而导致乳腺癌的发生，并使肿瘤得以浸润、扩散和转移，所以扶正祛邪是治疗乳腺癌的根本方法之一。

⑤软坚散结法：中医理论指出，对坚硬如石的肿瘤，“坚者削之”，“结者散之”，“客者除之”。此法已普遍应用于临床。与其他疗法结合，可增强消除癌瘤的效果。

⑥化痰祛湿法：许多肿瘤是痰湿凝聚所引起，因此，化痰祛湿法在肿瘤中医治疗中占有重要地位，它不但可减轻症状，对有些肿瘤亦可得以控制。

中医中药治疗乳腺癌历来是采用内治的方法，按辨证施治的原则进行，主要根据“辨证求因，审因论治”之法分为肝郁气滞、冲任失调、瘀毒内阻、气血衰竭4型分别施治。

（2）辨证施治法：

①肝郁气滞型：

主症：七情所伤，所愿不遂，肝郁气滞，引起体内气血失调，脏腑功能紊乱而出现乳腺肿块，胀痛，两胁作胀，心烦易怒，脉弦滑，舌苔薄黄或薄白。

治法：疏肝理气，活血散结。

方药：当归9g，白芍9g，柴胡9g，橘叶9g，白芷6g，青皮6g，瓜蒌30g，茯苓9g，白术9g。

按语：乳房位于胸胁，为肝经所布，肝失疏泄则出现乳腺胀满疼痛、胁疼及肝郁不舒症状。气滞日久致成瘀血，结于乳中成块。方中柴胡、青皮、橘叶疏肝理气散结；当归、白芍养血柔肝；瓜蒌、白芷消肿散结止痛；茯苓、白术健脾利湿益气。

②冲任失调型：

主症：除有上述肝郁气滞型的症状外，兼有月经失调，腰腿酸软，五心烦热，脉细数无力，舌质红，苔少有皲裂。

治法：疏肝理气，滋补肝肾，调理冲任。

方药：香附 10g，郁金 10g，川楝子 10g，白芍 15g，橘叶 10g，川芎 10g，当归 10g，生熟地各 15g，女贞子 10g，枸杞子 15g，生山药 15g，野菊花 15g，瓜蒌 30g。

按语：肝郁化火，灼伤阴液致肝肾阴虚，冲任失调。方中当归、川芎、熟地、白芍调理经血；生地、枸杞子、女贞子滋阴补肾；香附、郁金、川楝子、橘叶疏肝理气；生山药健脾；野菊花、瓜蒌解毒散结。

③毒热蕴结型：

主症：乳房肿块迅速增大，疼痛，甚则溃烂、翻花。

治法：攻毒解毒。

方药：凤尾草 9g，白毛藤 30g，刘寄奴 9g，铁树叶 15g，蜂房 9g，蛇蜕 3g，蜣螂虫 9g，猫爪草 30g，山慈姑 15g，鬼箭羽 9g。

按语：热毒蕴结，宜攻毒解毒。方中凤尾草、白毛藤、刘寄奴、铁树叶清热解毒；蜂房、蛇蜕、螂虫、猫爪草、山慈姑、鬼箭羽活血化瘀解毒。

④气血亏虚型：

主症：乳腺溃烂，久则气血衰败，正气大亏，而见苍白贫血，消瘦乏力，口干，舌质暗红，舌苔黄白，脉滑数。

治法：扶正祛邪，气血双补。

方药：土炒白术 12g，人参、茯苓、陈皮、熟地、川芎、当归、贝母、香附、白芍各 6g，桔梗、甘草各 3g。

按语：乳腺癌晚期，病情发现呈现正虚邪实情况，治应扶正祛邪，补气养血。方中土炒白术、人参、茯苓、熟地、川芎、当归健脾益气，补血活血；陈皮、香附、桔梗行气散结；甘草调和诸药，扶正祛邪。

（3）古医方举例：古代中医文献中，治疗乳腺癌的方药很多，有内治外治诸方，以下举几例供参考。

①生螃蟹壳瓦上焙焦，研末酒冲，每服6g，以消为度。治乳腺癌初起，坚硬，肿物如豆大。

②川郁金10g，玫瑰花10g，青皮、陈皮各8g，橘叶、赤白芍、山慈姑、僵蚕各10g，当归15g，瓜蒌30g，水煎分服。主治乳腺癌初期，或乳腺癌手术后治疗。

③十六味流气饮：当归、白芍、人参、桔梗、川芎、枳壳、厚朴、白芷、苏叶、防风、乌药、槟榔各10g，黄芪20g，官桂、木通各4g，甘草6g，煎服。治疗乳腺癌气滞肝郁、气血亏虚者。

④季芝鲫鱼膏：活鲫鱼、鲜山药（去皮）各等份，共捣如泥，如麝香少许，涂核上，觉痒极，勿骚动，7天1换。治乳岩初起。外敷。

⑤鞭蓉膏：芙蓉叶、泽兰叶、黄柏、黄芩、黄连、大黄各等份，共研成细末，过重箩，入冰片6g，用凡士林调成20%软膏。主治炎性乳腺癌。此外，抗癌中药中常用于治疗乳腺癌的有：山慈姑、土贝母、瓜蒌、橘叶、蒲公英、漏芦、留行子、穿山甲、天葵子、龙葵、青皮、芙蓉花、七叶一枝花等。

第五节　胃、十二指肠溃疡

【概述】

胃、十二指肠局限性圆形或椭圆形的全层黏膜缺损，称为胃十二指肠溃疡。因溃疡的形成与胃酸、蛋白酶的消化作用有关，也称为消化性溃疡。溃疡的黏膜缺损超过黏膜肌层，不同于糜烂。消化性溃疡是人类的常见病，呈世界性分布，估计约有10%的人口都患过此病。据胃镜检查发现我国南方高于北方，城市高于农村。临床上十二指肠溃疡较胃溃疡多见，两者之比约为3:1。十二指肠溃疡好发于青壮年；胃溃疡的发病年龄较迟，平均比十二指肠溃疡发病晚十年。消化性溃疡的发作有季节性，秋冬和冬春之交远比夏季常见。中医称胃脘痛，心下痛，腹痛，脏结，厥逆，

【体格检查】

1. 一般情况 患者可有消瘦、贫血或营养不良，特别是有并发症者。大出血时有血流动力学不稳定表现。幽门梗阻可并发水、电解质失衡表现。溃疡急性穿孔的患者晚期可表现为中毒性休克。

2. 腹部体检 腹部局限性压痛，十二指肠溃疡压痛点位于剑突下偏右，胃溃疡压痛点位于剑突下。幽门梗阻时可见胃型、胃蠕动波、振水音。急性穿孔时有压痛、肌紧张、反跳痛等腹膜炎体征，肝浊音界消失或缩小，移动性浊音，肠鸣音减弱，腹腔穿刺可见胃肠内容物。大出血时腹胀，肠鸣音活跃。

【辅助检查】

1. 实验室检查 患者可有轻度贫血，活动期大便隐血阳性，伴大出血者血红蛋白及血细胞比容下降，穿孔者白细胞计数及粒细胞比例增加，幽门梗阻患者可有脱水、低钾、低氯性碱中毒。

2. 特殊检查

（1）X线钡餐检查：可见壁龛影，间接征象包括局部压痛，十二指肠球部易激惹及球部畸形等。幽门梗阻时表现为幽门管或十二指肠球部变形和狭窄、胃扩大，张力减弱，钡剂入胃后有下沉现象，钡剂滞留胃内＞24h。

（2）胃镜检查：对消化性溃疡诊断较X线钡餐检查更具敏感性和特异性，进行胃组织活检对溃疡的诊断非常有价值，有利于排除恶性病变以及幽门螺杆

菌检测。

（3）幽门螺杆菌检测：90%十二指肠溃疡患者和75%胃溃疡患者并发幽门螺杆菌感染。尿素酶试验是幽门螺杆菌简便快速的检测方法，可以于胃镜检查时对窦部活检组织进行检测。组织学检查是诊断的金指标。非侵入性检验包括血清免疫球蛋白试验和同位素标记尿素呼吸试验。

（4）餐后血清胃泌素水平：疑为胃泌素瘤（Zollinger-Ellison）综合征时，应该进行餐后血清胃泌素水平测定，正常值＜200pg/ml。

【诊断】

1. 诊断思维

（1）有10%～15%的消化性溃疡临床上无症状，称为“沉默溃疡”，有些患者往往以上消化道出血或溃疡穿孔就诊。因此并不能因为没有溃疡病史而排除此病。

（2）约20%溃疡穿孔患者腹部X线检查无福气游离气体，应注意与其他急腹症鉴别，福气穿刺对诊断有帮助。

（3）直径＞2.5cm胃溃疡或位于胃大弯的溃疡绝大多数为恶性病变。胃镜能够直接观察病变，并可以进行组织活检而对溃疡的诊断非常有价值，有利于排除恶性病变以及幽门螺杆菌检测。在临床上较钡餐检查更受推崇。溃疡出血时除了诊断外，还可以对出血部位进行介入治疗。

2. 鉴别诊断

（1）胃癌：对于年龄较大，典型溃疡症状消失取而代之不规则持续疼痛，或症状日益加重、饮食习惯改变、腹泻、体重减轻、消瘦乏力、贫血等表现，需提高警惕。胃镜结合病理学检查是唯一可靠的诊断方法。

（2）急、慢性胆管疾病：胆囊炎、胆囊结石引起腹痛与体征均以右上腹为明显，疼痛可放射至右肩，可伴黄疸，超声检查有助鉴别诊断。

（3）胃泌素瘤：亦称 Zollinger-Ellison 综合征，是胰腺非β细胞瘤分泌大量胃泌素所致。胃泌素可刺激壁细胞引起增生，分泌大量胃酸。经过正规治疗后溃疡复发，多发性溃疡，溃疡位于不寻常的部位，如十二指肠第 2、3 部和并发症需要外科治疗时，应该排除 Zollinger-Ellison 综合征。患者有过高胃酸分泌及空腹血清胃泌素＞200pg/ml（通常 500 pg/ml）。

（4)功能性消化不良:指有消化不良的症状而无溃疡及其他器质性疾病(如肝、胆、胰腺疾病）者而言，检查完全正常或只有轻度胃炎。此症颇常见，多见于年轻妇女。表现为餐后上腹饱胀、嗳气、反酸、恶心和食欲减退等，有时症状酷似消化性溃疡。与消化性溃疡的鉴别有赖于 X 线盒胃镜检查。

（5）钩虫病：钩虫病寄居于十二指肠，可引起十二指肠炎、渗血，甚至出现黑粪。症状可酷似十二指肠溃疡。胃镜在十二指肠降部可找到钩虫和出血点。凡来自农村而有消化不良及贫血，应常规粪检寻找钩虫卵，阳性者应进行驱虫治疗。

【治疗】

治疗的目的有二：一是终止胃肠内容物继续漏入腹腔，并治疗腹膜炎症；二是当病情需要，条件许可时进行溃疡病根治。

具体方法有三：①穿孔单纯修补；②中西结合非手术疗法；③急症胃大部切除或高选性迷走神经切断术。

1. 穿孔单纯缝合术：适应于严重急性腹膜炎，或腹腔炎症虽不甚严重，但穿孔时间较长或病人有较重的心肺等重要脏器并发病，不能耐受胃大部切除手术者。本法手术创伤轻，缝合穿孔，终止外漏，冲洗腹腔，能迅速控制腹膜炎症。但有约 1 / 3 病人术后形成顽固性溃疡需再次根治手术。

2. 非手术疗法：适应证：①病人无明显中毒症状，急性腹膜炎较轻或范围较局限，穿孔有自行闭合倾向者。②空腹芽孔，漏出较轻者。③溃疡本身无根治性治疗的适应证。④病人不能耐受手术者。方法：①有效而持续的胃肠吸引。取半坐斜坡卧位。为此鼻胃管在胃内的位置要处于最低位，必要时在X线透视下调整其位置，定时检查并保持管腔通畅。②应用抗生素控制感染，输液以改善循环状态，维持水电解质及酸碱平衡。

3．急诊胃大部切除或高选择性迷走神经切断术：根治性手术的适应证：①长期溃疡病史，反复发作症状较重；②曾有穿孔或出血史；③急性穿孔并发出血；④手术中见溃疡周围瘢痕多，为胼胝状溃疡；⑤已有幽门瘢痕狭窄，或穿孔缝合后易造成幽门狭窄；⑥较大的胃溃疡穿孔，特别是疑有癌可能时；⑦多发性溃疡。病人应具备：①一般情况较好，无心肺等重要器官并发病。②腹腔内感染尚较轻者。术式选择，过去常选胃大部切除术。近年高选择性迷走神经切断术已是无并发症慢性十二指肠溃疡优选手术，对并发出血、穿孔者亦有良效。尤其近年开展的经腹腔镜迷走神经切断术，使损伤大大减少，恢复快，易被患者接受。但需注意壁细胞神经纤维切除要彻底，并一定要切断易被疏漏的罪恶支以防溃疡复发。同时注意保留鸦爪神经，以防术后胃排空障碍。

【中医治疗】

一、辨证选方

1．气滞血瘀证。凡具手术适应证者，应早行手术。不具备手术适应证者，宜采用非手术疗法。在禁食、持续胃肠吸引、输液之同时采取针刺治疗。取穴上脘，中脘，梁门，天枢，内关，足三里等。强刺激，留针30～60分钟。每6小时一次。本法具有镇静止痛，促进穿孔粘连、闭合之功，从而调整全身机能状态及胃肠蠕动和分泌功能。疗程1～2天。

2．毒热炽盛期：当急腹疼减轻并局限于胃脘或右下腹，腹鸣恢复或排便排气，或于胃肠吸引后，开始中药治疗；选用疏肝理气、清热解毒、通里攻下之大柴胡汤（《伤寒论》）加减。黄芩12g，枳壳12g，半夏10g，柴胡12g，白芍 12g，大黄 10g，生姜 10g，大枣 10g。腹疼加川楝子，元胡，木香；腹腔感染重者加蒲公英，连翘，金银花；大便燥结不下者加芒硝，番泻叶；有瘀血者加桃仁，红花，赤芍；气滞重者加郁金，香附；湿热蕴结中焦者加黄连，栀子，胆草。每日一付，水煎后分多次服。或用水煎剂或大承气汤（《伤寒论》）。大黄 12g，厚朴 12g，枳实 10g，芒硝 12g。煎剂 500ml 经肛管滴入，每分 40 滴。同时还可配合针刺，穴位手法同上，每日两次，7 日为一疗程。对于湿热下注在右下腹，下腹形成脓肿者宜通里攻下，清肠排毒，方用大黄 10g（后下），丹皮 10g，败酱草 30g，红藤 30g，桃仁 10g，生薏米 10g，公英 30g，白花蛇舌草 30g，地锦草 30g，川朴 10g，元明粉 18g（分冲），水煎每日一付。

3. 恢复期胃脘痛治疗：脾胃虚寒者用理中汤（《伤寒论》）合黄芪建中汤（《金匮要略》）加减。人参 12g，白术 15g，干姜 9g，黄芪 15g，白芍 12g，桂枝 12g，炙甘草 9g，生姜 9g，大枣 9g，饴糖 9g，木香 3g，茯苓 10g。水煎分次服，每日 1 付。症见脘腹胀闷，纳少苔腻者加陈皮，砂仁以理气宽中；若吐酸者加海螵蛸，煅瓦楞以制酸；呕吐清涎者，加丁香，半夏以温中降逆。对胃腑血瘀者宜泻下逐瘀汤（《医林改错》）加减。桃仁 10g，枳壳 10g，红花 4.5g，当归 10g，川芎 5g，赤芍 10g，丹皮 10g，五灵脂 10g，元胡 10g，乌药 10g，甘草 3g，香附 3g，川楝子 10g。呕血便黑者加三七粉、侧柏炭、仙鹤草以化瘀止血。气滞者用柴胡疏肝散（《景岳全书》）加减。柴胡 6g，香附 10g，白芍 10g，川芎 10g，枳壳 10g，甘草 5g，陈皮 6g，川楝子 10g，元胡 10g，木香 3g，苏梗 10g。胃脘发凉者加吴茱萸，淡干姜以温中散寒；胃中灼热者加黄连，栀子以清降温热。对有郁热耗津者宜用一贯煎合左金丸：沙参 10g，麦冬 10g，地黄 10g，白芍 10g，川楝子 10g，左金丸 3g（包煎），炒栀子 10g。若吐酸嘈杂者加吴茱萸，黄连以柔肝缓脾，清热和胃。

二、专方验方

1．乌贝散：乌贼骨 20 份，象贝母 6 份，二味同研细末，每服 3～6g，餐前温开水送服。适于恢复期。

2．甘草流浸膏，每次 10ml，每天 3～4 次，对溃疡活动期止痛及溃疡愈合有较好疗效。但有高血压及水肿者不宜服用。

3．蛋黄粉：鸡蛋壳六份焙黄，蒲公英 4 份，同研成极细粉，每次 3～6g，每日 2～3 次，食前温开水送服，适于胃脘痛之有热者。

4．溃疡粉：白及，乌贼骨，煅瓦楞，生甘草，研末过筛混匀，调成糊状。适于毒热痛期或恢复期。每日三次，每次 8g，吞服或经胃管注入。

5．大黄白及胶囊，每囊含大黄粉 0．15g，白及粉 0．3g，每次 6 粒，每日三次。适用于胃脘痛期。

6．枳实薤白桂枝汤：凡胃脘痛兼有口干，口粘，呕吐，胸满气粗，便秘，时结时糖者可用本方：枳实 10g，姜川朴 12g，薤白 15g，桂枝 9g，栝楼实 12g（捣），水煎服，一般三副可愈。

三、其他疗法：

对溃疡病穿孔急腹疼之郁闭期，腹胀甚者可用新斯的明 0．5～1mg，肌注，每日 1～2 次。或加兰他敏 2．5～10mg，肌注，每日一次。或用 0．25%普鲁卡因肾囊封闭，0．5 小时后行节油合剂灌肠，或用大承气汤灌肠以通里攻下，促使排便，有利于改善症状体征。对于腹腔积液、积脓者可以穿刺排脓，冲洗腹腔，并注入敏感抗生素以控制感染。

中药 对胃脘痛期的患者可选用以下中成药：

安胃片（元胡，海螵蛸，白矾），每次 5 片，每日三次，为理气燥湿止痛剂。越鞠保和丸（香附，栀子，苍术，川芎，神曲，木香，大白），系疏气解郁，和胃消食剂。每服 6g，每日 2 次。

丁蔻理中丸（党参，焦白术，干姜，白豆蔻，公丁香，甘草）。系健脾益气、温中祛寒、行气和胃之剂。每服 6～9g，每日三次。温开水遂服。

良附丸（高良姜，醋香附）。系温中散寒、行气止痛、疏肝调经之剂。每次 3～6g，每日 2 次。

虚寒胃痛冲剂（党参，白芍，甘草，桂枝，黄芪，高良姜，干姜等）。系温里剂。适于食欲不振，寒温失调之胃脘痛。每次 1～2 袋，每日 2 次。胶囊，每次 6 粒，每日三次。

香砂六君子丸（木香，砂仁，党参，白术，茯苓，炙甘草，陈皮，制半夏，生姜，红枣）。系理气行滞剂，适于气滞脾胃虚寒之胃脘痛。每次 6～9g，每日 2～3 次，空腹温开水送服。

元胡止痛片（元胡，白芷），每次 5 片，每日三次。系行气活血止痛剂。

溃疡宁胶囊（青黛，牛黄，象牙屑，珍珠，冰片组成）。系凉泻肝胃、制酸止痛、祛腐生肌之清热剂。适于胃脘痛，吐血便血诸症。每晚睡前服 3 粒，1 个月为 1 疗程。

四、针灸、推拿按摩

中西医结合治疗 1. 对于有手术适应证者，宜采取手术疗法与中西医结合非手术疗法并用。具体措施为手术前后均采用：

（1）胃肠持续负压吸引；

（2）输液维持水、电解质及酸碱平衡，必要时输血；

（3）抗生素应用；

（4）针灸止痛，调节脏腑功能。

第六节　肠梗阻

【概述】

肠内容物不能正常运行、顺利地通过肠道，称为肠梗阻。按病因分为：机械性肠梗阻、动力性肠梗阻、绞窄性肠梗阻。根据梗阻的部位可分为高位和低位肠梗阻两种。根据梗阻的程度可分为完全性和不完全性肠梗阻。按发展过程快慢可分为急性和慢性肠梗阻。若一段肠管两端均受压且不通畅者称闭袢性肠梗阻，闭袢肠管中的气体和液体无法减压，易发生血运障碍。

【体格检查】

早期单纯性肠梗阻一般无明显全身症状，随病情进展可出现口唇干燥、皮肤无弹性、眼窝凹陷、少尿或无尿等脱水表现。发生绞窄性肠梗阻时可表现为烦躁不安、发热、脉率快、血压下降、休克等腹部检查时要显露充分，上自乳头水平面，下至股部均应仔细检查。①腹部视诊：可见到腹胀及肠蠕动波；②触诊：单纯性肠梗阻可有轻度压痛，绞窄性肠梗阻可有固定压痛和腹膜刺激征；③叩诊：绞窄性肠梗阻时可出现移动性浊音；④听诊：肠鸣音亢进，可闻及气过水声或金属音，麻痹性肠梗阻时肠鸣音减弱或消失。应常规进行直肠指检。直肠指检若触及肿块，则可能为直肠肿瘤或低位肠腔外肿瘤甚至为肠套叠；若指套染血，应考虑结肠套叠、肠肿瘤、肠绞窄或肠系膜血管栓塞等可能。

【辅助检查】

1.实验室检查　对肠梗阻本身诊断无帮助，但有助于估计病情和术前准备。血浓缩时血红蛋白和细胞压积可升高；白细胞计数和中性粒细胞明显增加，多见于绞窄性肠梗阻。血清钾、钠、氯、二氧化碳结合力、血 pH 值可了解水、电解质和酸碱平衡紊乱及其程度。血气分析可了解全身器官组织氧代谢情况。

2. X 线检查　在肠梗阻的诊断中具有较大价值。立位或侧卧位透视或拍片可见阶梯的气液平面。平卧位时可显示肠曲扩张的程度。当怀疑肠套叠、乙状结肠扭转或结肠肿瘤时，可行钡灌肠检查以协助诊断。

【诊断】

（一）诊断思维

对机械肠梗阻正确及时的诊断，主要依靠详细的病史询问，仔细的体格检查及必要的实验室和影像学检查，一般按以下步骤进行诊断。

1. 是否肠梗阻　根据腹痛、呕吐、腹胀、停止自肛门排气排便四大症状和腹部可见肠型或蠕动波、肠鸣音亢进、压痛和腹肌紧张等，一般可做出诊断。X线检查对确定有无肠梗阻帮助较大。但注意不是所有的肠梗阻患者均具备这些典型临床表现，应提高警惕，加强随诊观察。

2. 是机械性还是动力性梗阻　机械性肠梗阻具有上述典型临床表现，早期腹胀可不显著。麻痹性肠梗阻无 绞痛等肠蠕动亢进的表现，相反肠蠕动减弱或消失，腹胀显著，而且多继发于腹腔内严重感染、腹膜后出血、腹部大手术后等，X 线检查可显示大、小肠全部充气扩张；而机械性肠梗阻肠胀气限于梗阻以上的部分肠管。区别机械性或动力性肠梗阻具有重要的临床意义，既能为选择治疗方案提供参考，又可防止机械性肠梗阻发展为绞窄性肠梗阻。

3.是单纯性还是绞窄性肠梗阻　正确区分肠梗阻是单纯性还是绞窄性非常重要，因为绞窄性肠梗阻预后严重，必须及早进行手术。有下列表现者，应考虑甲状腺肠梗阻的可能。

（1）发病急，开始即为持续性剧烈腹痛，或在阵发性加重之间仍有持续性疼痛。有时出现腰背部痛，呕吐出现早、剧烈而频繁。

（2）病情发展迅速，早期出现休克，抗休克治疗症状改善不显著。

（3）明显腹膜刺激征，体温上升、脉率快、白细胞计数增高。

（4）腹胀不对称，腹部有局部隆起或触及有压痛的肿块。

（5）呕吐物、胃肠减压抽出液、肛门排出物为血性，或腹腔穿刺抽出血性液体。

（6）经积极非手术治疗而症状体征无明显改善。

（7）腹部 X 线检查见孤立、突出胀大的肠袢、不因时间而改变位置，或有假肿瘤状阴影；若肠间隙增宽，提示有腹腔积液。

事实上，及时作出绞窄性肠梗阻的诊断是一件较难的事情，不但要熟悉以上这些临床特点，还要积累丰富的临床实践经验。

4. 是高位还是低位肠梗阻　高位小肠梗阻的特点是呕吐发生早且频繁，腹胀不明显。低位小肠梗阻的特点是腹胀明显，呕吐出现晚而次数少，可吐粪样物。结肠梗阻与低位小肠梗阻的临床表现相似，鉴别诊断有时较为困难，X线检查可协助区分。

5. 是完全性还是不完全性肠梗阻　完全性梗阻呕吐频繁，如为低位梗阻腹胀明显，完全停止排气排便。X线检查见梗阻以上肠袢明显充气和扩张，梗阻以下结肠内无气体。不完全梗阻呕吐和腹胀均较轻，X线检查见肠袢扩张不显著，结肠内仍有气体存在。

6. 是什么原因引起梗阻　应根据年龄、病史、体征、X线检查等方面分析。临床上以粘连性肠梗阻最为常见，多发生在以往有腹部手术、损伤或炎症史的患者。嵌顿性或绞窄性腹外疝亦是常见的肠梗阻原因，结肠梗阻多系肿瘤所致，需特别提高警惕。新生婴儿以肠道先天性畸形多见。两岁以内小儿则肠套叠多见。对已明确诊断绞窄性肠梗阻的患者，不必为了病因诊断而再进行复杂的检查，应及时手术治疗，以免耽误治疗时机。

（二）鉴别诊断

鉴别诊断主要在于区分肠梗阻的部位、性质与是否存在绞窄病因。疼痛的性质为阵发性伴肠鸣音亢进多提示机械性梗阻；腹胀明显且肠鸣音减弱提示为麻痹性梗阻；呕吐频繁为高位肠梗阻的表现；病情发展迅速、出现腹膜刺激症状、血流动力学不稳等说明肠绞窄的可能性较大，应引起重视。

【治疗】

1. 基础疗法　即不论采用非手术或手术治疗，均需应用的基本处理方法。

（1）胃肠减压：一般采用较短的单腔胃管。

（2）禁饮食。

（3）液体疗法：最常用的方法是从周围静脉输注平衡盐液、葡萄糖液或其他特殊液体。输液所需量和种类可根据脱水程度、尿量、尿比重、血细胞比容、血清电解质、二氧化碳结合力及血气分析结果来确定、调整。

（4）防止感染和中毒：除早期单纯性肠梗阻外，均宜应用抗生素治疗。

（5）对症治疗：单纯性肠梗阻患者可经胃管注入液状石蜡、花生油或通便泻下的中药，疼痛剧烈患者可应用解痉剂。

2．解除梗阻 可分为手术疗法和非手术疗法。

手术疗法：绞窄性肠梗阻、肿瘤及先天性肠道畸形引起的肠梗阻，以及非手术治疗无效患者均应手术治疗。手术的原则和目的是：在最短的时间内，以最简单的方法解除梗阻或恢复肠腔的通畅。手术方式的选择，应根据病因、病理变化、梗阻部位、梗阻程度和患者全身情况而定。手术可归纳为如下四种：

① 解除引起梗阻的原因：如粘连松解术、肠套叠整复位术或肠扭转复位术等。

②肠切除吻合术：如肠管因肿瘤、炎症性绞窄等，或局部肠袢坏死，应行肠切除吻合术。梗阻原因解除后，判断肠管有无生机至关重要。如果肠壁已呈暗红色，失去光泽和弹性，无蠕动能力，对刺激无收缩反应，肠系膜终末动脉无搏动，则表示已发生肠坏死，应行肠切除。如有可疑，可用0.5%普鲁卡因或0.5%利多卡因肠系膜炎根部封闭，温盐水纱布热湿敷，将其放入腹腔20～30min，若见肠壁颜色和光泽好转，肠系膜终末动脉搏动出现，则说明肠管仍有生机。否则，即表明肠管已坏死。

③短路手术：当引起梗阻的原因既不能简单解除，又不能切除时，可行梗阻近端与远端肠袢的短路手术。

④肠造口或肠外置术：如患者病情危重，不能耐受复杂手术，可用此类术式解除梗阻。主要适用于低位梗阻如急性结肠梗阻，一般采用梗阻近侧肠造口，以解除梗阻，麻痹性或痉挛性肠梗阻，蛔虫或粪块堵塞引起的肠梗阻，炎症引起的不完全性肠梗阻，肠套叠早期等。在治疗过程中，应严密观察，如症状、体征不见好转或反而加重，应改为手术治疗。除前述基础疗法外，还包括中药治疗、口服或胃肠道灌注植物油、针刺疗法，以及根据不同病因采用低压空气或钡灌肠，经乙状结肠镜插管，颠簸疗法等各种方法。

第七节　结肠癌

【概述】

结肠癌（colon cancer）是消化道常见的恶性肿瘤之一，其发病与生活环境和习惯，尤其是饮食方式有关，近年来随着人民生活水平不断提高，我国结肠癌的发病率也呈增高趋势。

【体格检查】

1．一般检查　患者可有低热、不同程度的贫血及营养不良等。

2．腹部情况　肿瘤部位可有压痛，但若病变在结肠肝曲或脾曲，被肋弓阻挡，亦可无腹部压痛；右半结肠肿瘤往往可触到腹部包块，包块固定，可有轻压痛。左半结肠肿瘤往往伴有梗阻，可有腹部膨胀、肠鸣音亢进等表现。肿瘤在腹腔内播散可引起腹水，腹水征阳性；转移至肝脏可有肝大。

3．其他　晚期可在左锁骨上触到肿大淋巴结，盆腔侵犯可在直肠指检时触及肿块或转移结节，出血时血染指套。

【辅助检查】

1．实验室检查　患者可有不同程度贫血；大便隐血常阳性。

2．特殊检查

（1）X 线钡剂灌肠造影：肿瘤所在肠管见到充盈缺损、黏膜破坏、管腔狭窄等。

（2）结肠镜检查：列为首选，既可观察肿瘤的大小、浸润范围，又可通过活检获得病理诊断。

（3）B 超、CT 检查：有助于了解形成肿块的肿瘤与肝脏转移情况。

（4）癌胚抗原（CEA）：约 27%的结肠肿瘤 CEA 增高，但不具有特异性，可作为术后监测肿瘤复发的指标。

【诊断】

1．诊断思维

（1）有家族性肠息肉病、炎性结肠的患者结肠癌的发生率远大于正常人群，需引起注意。

（2）结肠癌致下消化道大出血的情况不多见。

（3）有些右半结肠癌患者表现出的首发症状是阑尾炎，因此在阑尾炎手术中，如有困难应尽量探查一下回盲部；如阑尾炎术后仍有腹痛或持续脓血便应提高警惕，有必要做肠镜或钡灌肠造影。

（4）中年以上无手术史患者，如出现肠梗阻应高度怀疑为肿瘤性梗阻。

（5）结肠癌有时可同时出现在不同的部位，多为肠息肉样病变恶变而来，如果结肠镜不能通过肠管远侧的肿瘤段，有可能遗漏位于近侧肠管的肿瘤，因此术中应注意探查。术后仍应定期随访复查。

2．鉴别诊断

（1）克罗恩（Crohn）病：可有间歇性发热、腹泻、腹痛、腹部肿块等症状。但克罗恩病患者一般年龄较轻，X 线钡剂造影病变呈节段分布，肠黏膜皱襞增厚、低平或消失呈卵石征；结肠镜病理活检有助于诊断。

（2）肠结核：肠结核常在右下腹形成肿块，并有贫血、发热等全身症状。

但一般有肺或肺外结核表现，结核菌素试验阳性，抗结核治疗有效。

（3）溃疡性结肠炎：溃疡性结肠炎可有腹泻、腹痛、脓血便及发热、贫血等全身症状，与左半结肠肿瘤症状相似，X 线钡剂灌肠造影见病变肠段管壁呈毛刺状，结肠镜见肠黏膜上多发性小溃疡，有假息肉形成，组织病理检查可资鉴别。

（4）阑尾脓肿：有阑尾炎发作史，白细胞计数增高，CEA 不增高。值得注意的是，有些老年患者可无明确阑尾炎病史，一开始即表现出右下腹肿块，与右半结肠癌难以鉴别，常需在术中或术后病理中得到诊断。

（5）血吸虫病：有疫水接触史，常伴肝脾大，粪便可发现血吸虫卵，结肠镜组织病理检查可鉴别。

（6）其他：还应注意与结肠息肉、慢性细菌性痢疾、肠阿米巴等疾病相鉴别。

【治疗】

采用以手术切除为主的综合疗法

1．手术治疗　根据肿瘤所在部位、病变浸润及转移范围、是否伴有肠梗阻等，同时结合患者情况决定手术方式和切除范围。

（1）结肠癌根治性手术：切除范围包括癌肿所在的肠袢及其系膜和区域淋巴结。

（2）结肠癌并发急性肠梗阻的手术：应在积极术前准备的基础上，早期施行手术。右侧结肠癌可行右半结肠切除一期回结肠吻合术，如患者情况差，则先行盲肠造口术，二期行根治性手术。左侧结肠癌并发急性肠梗阻时，一般应在梗阻部位的近侧行肠造口术，在肠道充分准备的基础上二期行根治性手术。对肿瘤已不能切除者，则行姑息性结肠造口。

（3）结肠癌的术前准备：极为重要，目的是排空结肠，减少肠腔内细菌数量，以预防手术后感染。常用的方法有两类：一类是口服肠道抗菌药物、泻剂及多次灌肠；另一类是全肠道灌洗法。

2. 化疗　对无法手术根治、术后复发而无法手术切除的患者，化疗是一项主要的治疗措施。辅助化疗适用于根治术后 Dukes B 及 C 期患者，常用方案：①氟尿嘧啶，450mg/m²共 5d，静脉注射，间隔 4 周后，450 mg/m²每周 1 次，连用 48 周，与此同时应用左旋咪唑 50mg，每日 3 次，每 2 周服 3d，连用 1 年；②CF/FU 方案，CF（亚叶酸钙）每日 200mg/m²，连用 5d，氟尿嘧啶每日 450 mg/m²或 370 mg/m²，共 5d，静脉滴注，每 4 周重复 1 次，术后共应用 6 个疗程；③口服 FT-207（替加氟）100～150 mg/m²，共 5d，每日 9 次，总量达 20～30g。

第八节　直肠肛管周围脓肿

【概述】

直肠肛管周围脓肿（perianorectal abscess）是肛管直肠周围软组织或间隙内的工人并形成脓肿，脓肿多来自肛腺的工人，蔓延到肛管周围间隙，或肛管皮下与直肠黏膜下形成的脓肿。脓肿一旦形成多咨询破溃，或在手术切开引流后形成肛瘘，因而脓肿是炎症过程的急性期，而肛瘘是其慢性期。

【体格检查】

1. 一般情况 脓肿位置较浅时以局部症状为主，一般全身症状较轻，位置较深的脓肿如坐骨直肠间隙脓肿、骨盆直肠间隙脓肿等可有发热、脉快等。

2. 局部检查　浅部肛周脓肿肛旁皮肤有明显红肿，伴硬核触痛，可有波动感。深部脓肿肛门指检时可有直肠内压痛，亦可触到波动。

【辅助检查】

1. 血常规　深部脓肿常有白细胞增高表现。

2. 肛门镜检查　可见脓肿侧直肠黏膜局部充血，可有脓性分泌物。

3．B超、CT 对深部脓肿的定位有帮助。

【诊断】

1．诊断思维

（1）肛门周围脓肿：主要症状是局部持续性跳痛，排便时明显。肛周皮肤红肿，全身感染症状不明显。在病变处扪及肿块，有触痛；脓肿形成后可触及波动，穿刺有脓液。脓肿破溃流脓后，症状减轻。

（2）坐骨直肠窝脓肿：初起局部体征不明显，表现为肛门处不适或轻微疼痛。以后出现发冷、发热，疼痛加重，患侧红肿、质地硬、不对称。局部触诊或肛门指检可扪及肿块，可有触痛，有深压痛或波动感。

（3）骨盆直肠间隙脓肿：全身症状较重，局部症状不明显。早期出现全身中毒症状。如发热、寒战、周身不适。局部有会阴部坠胀感，便意不尽，排便、排尿不适，下腹部有轻度肌肉强直和触痛。直肠指检可发现骨盆深处触痛，扪到肿块或波动感，穿刺抽到脓液可作为重要阵地依据。

（4）结核性肛门直肠周围脓肿：不常见，它是一种慢性过程，脓肿经数周或数月才能形成、局部疼痛不剧烈，伴有低热，破溃后流出的脓液呈清稀乳白色，常有多个流脓的外口，久治不愈的肛周脓肿应想到结核的可能性，全身检查可找到结核病灶，脓液培养可发现结核分枝杆菌。

2．鉴别诊断

（1）臀部疖肿：臀部疖肿为皮肤浅表化脓性感染，有红、肿、热、痛的炎症表现，肿胀中心与毛囊开口一致，破溃或切开后即愈合，不遗留肛瘘。

（2）毛囊窦或囊肿：好发于尾骨及肛门周围，有排脓的外口以及短浅窦道，特点是在外口内有毛发和小毛囊。

（3）骶骨尾骨结核：有结核病史，病程长，伴有全身症状，X线可见骨质损害，与肛门直肠无关。

【治疗】

1. 非手术治疗

（1）全身使用抗生素：主要针对革兰阴性杆菌和厌氧菌。一般使用氨基糖苷类和青霉素类加甲硝唑或林可霉素，后二者对厌氧菌的疗效较好。

（2）通便：肛周脓肿时常伴便秘，通便可减轻排便时的症状。

（3）卧床休息，静脉补充能量及维生素。

（4）局部疗法：如理疗、外敷中药或用抗生素做局部注射等。

2. 手术治疗 肛周感染除非是早期，否则一般治疗难以奏效。因此手术治疗实际上是治疗肛周感染的主要手段。有学者认为手术切开对治疗肛周感染并不存在时机问题，因为切开不仅仅可以排出脓液，还可以对并不完全化脓的化脓性感染有减压引流作用，有利于炎症的消除。也有学者对时机问题作出这样评价，认为多半是治疗医师对本病诊断不清和手术切开技术没有把握的托词而已。喻德洪等认为所谓时机问题实际上还是存在的，这是因为并非所有肛周感染一旦发生就需手术切开，这里还有个体化问题。以下几点可作为手术切开时的参考：①感染症状持续 2～3 天经治疗无好转或进一步加重，此时脓肿往往已开始形成，即使无波动感也应考虑切开；②经穿刺抽出脓液者；③感染处有波动感者；④深部脓肿 B 超或 CT 提示有液化者。

手术切开的原则是排出脓液，清除坏死组织，保持引流通畅。不同部位的脓肿，其手术操作不尽相同。

（1）肛周皮下脓肿：切开方式有 2 种，可在局部麻醉下进行。①单纯脓肿，做放射状切口，排出脓液，冲洗脓腔，示指伸入脓腔分离间隙，最后放置碘仿或凡士林纱布条作引流 ；②脓肿与肛隐窝相通，脓肿切开后应用探针仔细寻找内口，敞开引流，如内口较深可同时行挂线治疗 。

（2）坐骨直肠窝脓肿：手术一般在骶麻下进行，穿刺抽得脓液后，距肛门约 2.5cm 作一前后方向的切口，切口要求有足够的长度，伸入示指分离脓腔间隔，置油纱布条引流）。

（3）骨盆直肠间隙脓肿：手术切口如同坐骨直肠窝脓肿，术者用弯血管钳经坐骨直肠间隙穿过肛提肌进入脓腔，手指分开肛提肌纤维，脓腔内置入胶管引流。也可采用直肠内径路，用窥器显露脓肿部肠壁并切开，置入蕈状导尿管。术后用抗生素液冲洗脓腔，3～5 天后拔除引流管。

肛管直肠周围脓肿的治疗在于早期切开引流，这是控制感染及减少肛瘘形成的关键。术中注意：①定位要准确：一般在脓肿切开引流前应先穿刺，抽出脓液后，再行切开引流。②切口：浅部脓肿行放射状切口，深部脓肿行直切口，避免损伤括约肌。③引流要彻底：切开脓肿后要用手指去探查脓腔，分开脓肿内的纤维间隔，以利引流。④预防肛瘘形成：术中应仔细寻找有无内口，即原发性肛隐窝，若能同时切开，常可防止肛瘘形成，但此方法应限于有经验的医生进行。⑤术中应行脓液培养，协助判断有无肛瘘，若为白色葡萄球菌，肛瘘机会极少，若为大肠埃希杆菌及混合感染，则肛瘘机会多。对复杂的肛周化脓性疾病，临床无法明确的脓肿，可用肛管超声（AUS）检查，有助于确定脓肿和瘘与括约肌的解剖关系，偶尔还能识别内口。Ferguson（1987～1990）对 24 例术前诊断为直肠周围脓肿和瘘者，术中采用 AUS 检查，采用的仪器为焦距 2～5cm 的 7MHz 的肛内超声仪。24 例手术中发现 19 例直肠周围脓肿，其中 12 例(63%)AUS 提供了脓腔与括约肌之间的关系，都经手术证实。5 例 AUS 未发现有脓肿，其后在麻醉下检查也未发现。说明 AUS 对复杂的肛周感染，提供了重要的辅助手段。

（4）直肠后脓肿：切开引流与坐骨直肠窝脓肿基本相同，但其切口更偏向后方。经皮肤穿刺抽出脓液后，用弯血管钳经切口向直肠后方插入脓腔排净脓液。冲洗脓腔后置橡皮管或卷烟引流。

（5）高位肌间脓肿：在腰麻或骶麻下，用两叶张开式肛门镜显露脓肿，一般不直接在脓肿处切开引流，以防出血。最好在齿状线上先找到内口，然后自内口处插入一有槽探针，向上约 2～2.5cm，自黏膜外穿出；再用另一细探针，一端先系紧两根粗丝线，沿有槽探针处进入，用该丝线将两侧的黏膜及肌层结扎，这可致组织坏死。约 4～5 天脓肿完全开放（图 13）。若内口未找到，则在脓肿下端黏膜处作一小的刺伤，然后用上法切开。若脓肿已破裂，开口能容纳一指尖，常已达到引流目的，若开口小则需扩大引流。

第九节　肛瘘

【概述】

肛瘘（anal fistula）是直肠或肛管与肛周皮肤相通肉芽肿性管道，多为肛门直肠周围脓肿引起，由内口、瘘管、外口组成。本病多见于男性青壮年，可能与男性的性激素靶器官之一的皮脂腺分泌旺盛有关。

反复炎症感染，会导致消瘦、贫血、便秘、排便困难等全身症状。

【体格检查】

1. 一般检查　多数患者全身情况良好，少数患者合并有深部肛旁脓肿时可有发热。

2. 局部情况　可在肛门旁发现一至数个肛瘘外口，呈乳头状肉芽组织突起，挤压外口常有脓液或黏液溢出。肛指检低位肛瘘可皮下触到条索状瘘管，内口处有轻压痛硬结样，高危肛瘘因位置较高困难触不到瘘管。

【辅助检查】

1. 直肠镜　直肠镜下可发现内口，对内口有帮助。

2. 经瘘管碘油造影　可发现瘘管的数目、分支、深浅等情况。

3. 染色检查　将干纱布放入直肠内，将亚甲蓝由外口注入，然后拉出纱布，如有亚甲蓝染色，即证明有内口存在并判断其位置。

【诊断】

1．诊断思维

（1）肛瘘多由肛周脓肿转变而来，有肛周脓肿史的患者往往遗留肛瘘。

（2）肠结核、溃疡性大肠炎、肠克罗恩病、糖尿病患者常伴发肛瘘，久治不愈的管理要想到有上述基本的可能性。

（3）探针检查一般只在治疗中应用，因可穿破瘘管壁，造成假内口形成复杂肛瘘，不能作为常规诊断用。

2．鉴别诊断

（1）肛门周围化脓性汗腺炎：该病外口较多，侵犯广泛，但无内口，与肛管无联系。

（2）直肠尿道瘘、直肠膀胱瘘、直肠阴道瘘等：有相应病史，易与肛瘘鉴别。

【治疗】

瘘管形成后不能自愈。必须采取手术方法将瘘管切开，敞开创面使其愈合。手术时必须确定内口，彻底切除，防止复发，避免损伤肛门括约肌，防止肛门失禁。

1．瘘管切除术　适用于低位肛瘘。

2．挂线疗法　适用于高位单纯性肛瘘。优点是不会造成肛门失禁，挂线结扎的瘘管发生血运障碍，坏死而裂开，创面逐渐愈合。

治疗思维

1．寻找肛瘘内口是手术成败的关键，内口是初期感染生成肛瘘的入口，是发炎的起源，因此，肛瘘都有其内口，内口可在直肠下部或肛管的任何部位，但多在内外括约肌连接处的平面上。有的管理有两处内口，一在肛管，一在直肠。若内口在直肠下部，表示瘘管复杂，若同一平面上有两个内口时，则可能有两个瘘管，各有内口通入肛管。手术时要找到原发的内科，并把感染的肛窦、肛门腺及其导管切除干净。

2. 注意术后是否出血、伤口疼痛、尿潴留等情况。

3. 正确探查内口是手术成功的关键，内口处理失当，瘘管则不能完全治愈。即便有时创口暂时愈合，因入口仍然存在，感染时仍易复发，形成肛瘘。绝大多数内口在肛窦内及其附近，内口80%约在肛管后部中线的两侧，也可在直肠下部和肛管的任何部位，但常在内外括约肌接连的平面上。注意在插入探针时不能用暴力，以防早产假道。如仔细探察仍不能找到内口，可将疑有病变的肛窦作为内口处理。

4. 术后伤口的处理往往关系到手术的成败，换敷料最好在排便后进行，直到肛管内创口愈合为止。每隔数日做直肠指检可以扩张肛管，更可防止桥形粘连，避免假愈合。

第十节　直肠癌

【概述】

直肠癌（rectal cancer）是指从齿状线至直肠乙状结肠交界处之间发生的肿瘤，是消化道最常见的恶性肿瘤之一。

【体格检查】

1. 一般情况　如患者有长期便血可有轻度贫血、消瘦，下肢水肿等。

2. 腹部情况　如有梗阻时可有腹胀，有肝脏转移时可有肝脏肿大，腹腔内有转移可有腹水征阳性。

3. 直肠指诊　直肠中下段肿瘤可在肛指检时触到直肠内肿块，肿块一般质地较硬，有不规则隆起，中央可有凹陷；肿块呈浸润性生长时可有肠腔狭窄，肿块向周围组织侵犯时一般不可推动；有血染指套。指检了解肿瘤下端距肛门缘的距离、所处的部位、侵犯的范围、固定程度等。

【辅助检查】

1. 实验室检查　可有轻度贫血，血红蛋白红细胞计数下降；大便隐血可阳性；肿瘤侵犯膀胱则尿检可有红细胞。

2. 特殊检查

（1）内镜检查：包括直肠镜、乙状结肠镜。可在镜下直接观察肿瘤的性状、范围，并可取活组织检查。

（2）X 线钡剂灌肠造影：可以见到直肠内钡剂充盈缺损、狭窄等 X 线征象。排除直肠近侧其他病灶。

（3）B 超：可对肿瘤有无盆腔其他脏器侵犯、肝脏有无肿瘤转移等有所帮助。近年来腔内 B 超的应用，可对肿瘤向周围组织侵犯的程度进行评估。

（4）CT：可发现直肠内肿块影、向周围组织侵犯与盆腔转移的程度、肝脏有无转移等。

（5）CEA：是目前较为常用且对诊断、随访很有价值的肿瘤标志物，约 70%以上的直肠癌 CEA 增高。

（6）妇科检查：阴道镜可对侵犯阴道的肿瘤进行观察。

【诊断】

1. 诊断思维

(1)在诊断方面直肠癌最主要的是与痔的鉴别,早期症状与痔无太大差别,并且常与痔共存,因此门诊对便血的患者如无可靠证据均不可随便用痔来解释。

（2）直肠癌约 75%发生在直肠中下段，直肠指诊易于发现，因此不能忽视指诊这一最基本的诊断手段；直肠指检应让患者排便后进行。

（3）对于 40 岁以上的患者无明显诱因下出现肠梗阻症状应考虑直肠癌的

可能。

2. 鉴别诊断

（1）痔：直肠癌主要应与痔相鉴别，大约90%的直肠癌初被误诊为痔，甚至行痔手术后亦未发现肿瘤的存在，应引起重视。直肠指检或直肠镜可以明确诊断。痔多为便后滴血，突出的痔块为紫色质软血管团。

（2）直肠息肉：直肠息肉有绒毛管状腺瘤、炎性息肉、增生性息肉、家族性腺瘤息肉病等，有的息肉可有恶变倾向。可表现出大便带血，并发感染时亦可有脓血便。直肠指检息肉多柔软，表面光滑，可有蒂或无蒂，内窥镜病理组织学检查可以确定息肉的性质及有无恶变。

（3）溃疡性结肠炎：溃疡性结肠炎多发生在乙状结肠与直肠，可有脓血便、大便习惯改变等，有腹痛以及贫血、发热等全身症状，钡剂灌肠造影见肠壁的边缘呈毛刺状或锯齿状，结肠镜检查进病变处黏膜呈充血、水肿、黏膜脆弱，易出血，有黏液、脓性分泌物附着，并有发散性浅小溃疡，病理检查可以确诊。

【治疗】

手术切除是直肠癌的主要治疗方法。术前的化疗和放疗可提高直肠癌的手术疗效。

1. 手术治疗　直肠癌根治术的切除范围包括癌肿，足够的两端肠段，已侵犯的邻近器官的全部或部分，四周可能被浸润的组织及全身直肠系膜和淋巴结。如不能进行根治性切除，亦应进行姑息性切除。

（1）局部切除术：适用于瘤体较小、病变局限于黏膜或黏膜下层、分化程度高的直肠癌。手术方式有：①经肛门局部切除术：②骶后径路局部切除术。

（2）腹会阴联合直肠癌根治术（Miles 手术）：适用于腹膜返折以下的直肠癌。切除范围包括乙状结肠远端、直肠全部、肠系膜下动脉及其区域淋巴结、直肠系膜、肛提肌、坐骨直肠间隙内组织、肛管和肛周 5cm 的皮肤、皮下组织、肛门括约肌。于左下腹行永久性乙状结肠单腔造口。

（3）经腹直肠癌切除术（直肠前切除术，Dixon 手术）：适用于距肛门 5cm 以上的直肠癌。

（4）经腹直肠癌切除、近端造口、远端封闭手术（Hartmann 手术）：适用于直肠癌发生急性梗阻不宜行 Dixon 手术或不能耐受 Miles 手术的患者。

(5)晚期直肠癌患者若肿瘤无法切除时可行乙状结肠双腔造口以解除肿瘤导致的肠梗阻。

2．化疗　作为手术取出后的辅助疗法，可选氟尿嘧啶、丝裂霉素、长春新碱等，提高五年生存率、降低术后复发率。

3．放疗　术前放疗可以提高手术切除率，术后放疗适用于晚期患者、手术未达到根治或术后局部复发的患者。

参考文献

[1]张青山，特格喜白音.中医阴阳五行学的细胞生物学研究[J].医学信息，2013，(9)：311-312.

[2]张其成，刘理想，李海英.近十年来中医药文化发展回顾[J].中医药文化，2009，01：22-26.

[3]张小刚.基于中医药本体的语义关系发现及验证方法[D].浙江大学，2010：1-2.

[4]李军.试论中医辩证思维的几个基本观点[D].湖北中医学院，2005：21-24.

[5]高洁.从司外揣内论中医诊断方法[J].中国中医基础医学杂志，2008，08：580-581.

[6]任德权.中医理论的学科特点及其现代化、数字化[J].世界科学技术－中 药现代化，2002，4(1)：1-5.

[7]王忆勤，李福凤，汤伟昌，等.中医四诊信息采集与分析方法探讨[J].中 华中医药杂志，2009，11：1397-1404.

[8]戚沁园，陈长青，阮永队，等.中医诊断量化研究的现状、问题与对策[J].世界科学技术(中医药现代化)，2011，02：282-286.

[9]孟庆刚，王连心，赵世初.量在中医定量诊断研究中的应用[J].中国中医 基础医学杂志，2005，11(11)：849.

[10]张华，刘平.中医证候量化研究的思路与方法探析[J].中国中医基础医学 杂志，2009，08：574-576.

[11]陈群，徐志伟.中医脉证计量诊断研究近况.广州中医学院学报，1990，7(2)：118.

[12]罗文豪，林求诚.中医辨证的计量诊断.福建中医药，1989，20(1)：41240 内[13]赖世隆，曹桂婵，梁伟雄，等.中医证候的数理统计基础及血淤证宏观辨 证计量化初探.中国医药学报，1988，3(6)：27.

[14] 王阶，李海霞，胡元会，等.血瘀证量化诊断方法学研究.中国中医基础 医学杂志，2006，12(9)：658.

[15] 刘士敬，林佩冲.中医各系统病证脾气虚证诊断因素的多元逐步回归分析.甘肃中医学院学报，1996，3(1)：9.

[16] 周志坚，毛宗源，邓兆智.神经网络在类风湿性关节炎病情分级中的应用 初探.生物医学工程学杂志，1999，16(4)：479.